呼吸」が整えば

糖尿病は克服できる

宮野博隆
MIYANO HIROTAKA

幻冬舎MC

はじめに

治療しているのに治らない――多くの糖尿病患者が症状に悩まされるなか、長引く治療により身体的にも経済的にも負担を強いられています。

糖尿病は今や現代の国民病であり、国際糖尿病連合が２０２１年12月に発表した調査によれば、２０２１年における日本の糖尿病人口は約１１００万人にのぼるとの推計も出ています。

ひとたび糖尿病と診断されれば、医者から厳しい食事制限や運動指導を受けることになります。また血糖値を下げるために何種類もの薬が処方され、改善が見られなければインスリン注射を毎日打つ必要もあります。

しかし、生活習慣を見直したり薬を服用したりしても、多くの場合その効果は一時的なものでしかありません。そのため糖尿病患者は治療を開始すると一生、薬が手放せなくなるケースがほとんどです。

また、厚労省や糖尿病の専門機関が発表する文書でも、糖尿病が完治するという表現は避けられています。治療目的は、高血糖状態が続くことにより引き起こされる網膜症や神経症状などの続発症（合併症）を予防することにおかれているのです。

要するに、現代医学の治療法で糖尿病を完治することは難しいといわざるを得ません。

しかし、私のCSFプラクティス（脳脊髄液調整法）であれば、糖尿病を克服することが可能です。これは私がアメリカで学んだSOT（仙骨後頭骨療法）をさらに進化・発展させたもので、私はこの治療法によってこれまで40年余りにわたり数多くの糖尿病患者の症状を改善してきました。

CSFプラクティスとは、ヒトは肺だけでなく脳でも常に呼吸をしているという「脳呼吸」の考え方を基にした治療法です。脳呼吸は、頭蓋骨の中を満たして脳を守っている脳脊髄液を全身に循環させる働きのことで、全身の細胞を活性化して免疫力を高める効果があります。逆に脳呼吸が正常に行われていない場合、細胞が十分に活性化されなくなり、全身の組織や臓器に老化・硬化をはじめとする機能不全が起こってしまいます。

糖尿病の発症も、脳呼吸が正常に行われないことで糖代謝の役割をもつすい臓が老化・

硬化による機能不全を起こし、血糖値のコントロールができなくなることが原因と考えられます。

そして、このＣＳＦプラクティスであれば頭蓋骨のゆがみを矯正して脳呼吸を促進させることで、すい臓の糖代謝能力も上げることができるため、糖尿病の改善や発症の予防を促せるのです。

本書では、糖尿病の原因となる脳呼吸の機能不全、およびそれがもたらす全身へのさまざまな悪影響についてひもとき、脳呼吸を整えることが糖尿病の治療・改善につながる仕組みを解説します。併せて、私の治療院におけるＣＳＦプラクティス施術の概要と、読者が自分だけで簡単にできるホームケアも紹介します。

本書が一人でも多くの、糖尿病患者およびその予備群にとっての希望の灯となれば、これにまさる喜びはありません。

「脳呼吸」が整えば糖尿病は克服できる　目次

［第3章］体液循環を促し糖尿病の改善・予防に導く「脳呼吸」とは

［第1章］

現代の糖尿病治療の限界

糖尿病＝「糖が多い病気」に誤解あり

自分ではどこも悪くないと思っていたのに、会社や市町村の健康診断を受けたら血糖値が高いですよと言われてしまった。医者に行ったら、この病気は放っておくと眼が見えなくなったり透析が必要になったりと難儀なことになる、と脅かされ、ご飯の量を減らして運動しなさい、薬も出しましょうとすっかり患者扱い、でも症状がないからどうも腑に落ちない……。

糖尿病あるいはその予備群と診断された人の多くはこんな経験があると思います。なかには長年放置し明らかな症状が出てから医者に行って初めて診断される人もいますが、２００８年に始まった特定健康診査いわゆるメタボ健診が普及してきてから、検査数値をよりどころに、症状が出ていない早期の段階で医療機関を受診する人が増えたのは確かです。

この段階では、「最近あまり調子が良くない」などと思い当たる人はまずいません。分かっているのは、健診なり診察なりで判明した「血糖値が高いこと」という事実だけです。血糖値とは血中に溶け込んだ糖の濃度を意味します。

そこで医療機関は、糖の摂り過ぎで血中の糖が多くなり、それが悪さをして全身にさまざまな症状が出る病気です、と説明します。これは糖尿病や予備群と言われた人なら聞いたことがあると思います。全身に及ぶさまざまな症状とは、糖尿病網膜症という眼が見えなくなる病気だったり、神経障害を起こし足が壊疽して切断しなければならなくなったり、糖尿病性腎症になり透析を余儀なくされたり、といったいわゆる合併症を指していま す。

しかし、身近な人でこれだけ深刻な状態になってしまった人はあまり見かけません。もちろん病院に行けば、治療を必要とする患者は大勢います。しかし、普段の生活のなかで周りにそこまで重篤になっている人はあまりいないはずです。

今や糖尿病人口は予備群も含め2200万人を超えているともいわれ、国家を挙げての問題と危機感をあおられている割には、実際に重篤な合併症は多くはないのです。

私の治療院の患者でも、当初は別の症状で来院し検査を行った際にすい臓にも異常が見られたため、聞いてみると糖尿病で別の病院に通院中だったというケースがよくあります。でも眼や足、腎臓に合併症が出ている人は今までに遭遇したことはありません。

そういった合併症ではなく、糖尿病があると分かった場合に多いのは「疲れやすい」「なんだか分からないがいつもだるい」「気力が出ない」といったような訴えであることに、私は以前から気づいていました。この本を読んでいる、糖尿病や高血糖を指摘された人も思い当たることかと思います。

糖が体のエネルギー源であることは、皆学生時代に教わります。疲れたから甘いものを食べようとか、空腹だから力が出ない、というのは誰でも経験があると思います。

糖尿病が糖が多過ぎるために起こる病気だとしたら、こうした症状は出ません。エネルギーが体内に十分あるということですから、医療機関で説明される「糖尿病＝糖が多い病気」がそもそも大きな誤解の元、ということなのです。

栄養過多どころか「全身の栄養失調」こそ糖尿病の本質

糖尿病が進むとやせていきます。それまで太っていてやれ運動しなさい、食事制限しなさいと言われ続けていた人がやせてくると糖尿病が良くなってきたのかな?と思うかもしれませんが実は逆で、病状は確実に悪化しているのです。

なぜかといえば、体が必要とする糖をうまく取り込めていないからです。

糖が体のエネルギー源になることはすでに知っていると思いますが、糖は口から入って消化・吸収されると血中に入ります。ここですい臓から分泌されるインスリンの働きで肝臓へ、さらに肝臓から全身の細胞へと送られます。そして細胞内にあるミトコンドリアという器官でエネルギーに変換されます。それが人間の活動源になります。

それが、体の組織や臓器を作っている細胞が糖を取り込む力が落ちているとなると、エネルギーも十分作られません。体は仕方がないので脂肪や筋肉を分解してエネルギーに充てます。だから体はやせてくるのです。

こうした栄養障害は、糖尿病が進んでから新たに起こるのではなく、発症時点ですでに始まっています。最初のうちは太っているから、あたかもそれは余分な糖がだぶついているからだと思われがちですがそれは大きな間違いです。血液中に余分な糖があるのはどういうことかというと、そこから各細胞まで糖を届けるプロセスに障害が起こっていて、細胞内に取り込まれ利用されるべき糖が不足しているからなのです。

実際、多くの糖尿病患者からは、これといった症状がないとは言いつつも、疲れやすい、だるい、気力が出ないといった訴えはよく聞かれます。ただこれらは糖尿病に特有の症状ではないので、見逃されやすいのです。仕事が忙しかったからかな、深酒で眠りが浅かったからかな、などと見過ごされがちですが、実はこれらこそが糖尿病の注視すべき症状なのです。

なぜかといえば、細胞が糖不足、栄養不足を起こしているからです。人体を構成する37兆ともいわれる細胞すべてに起こっているから疲れや気力が出ないなどの症状が全身に及ぶのです。細胞に不足してしまうのは糖だけではありません。体に必要なビタミンやミネラル、免疫力を高める抗酸化物質なども取り込めなくなります。これは現代医学でも指摘されています。

つまり、糖尿病とは栄養失調なのです。暴食や甘いものの摂り過ぎで栄養過多になっているのが糖尿病ではないのです。飽食の時代などといわれて久しい日本において、よもや栄養失調とは……と、にわかに信じ難いかもしれませんが、これが糖尿病の真の病態なのです。

栄養が枯渇した細胞は劣化します。それが全身約37兆個分にわたりますから体の元気もなくなります。外から入ってくる菌などの外敵を追い出したり退治したりする免疫力も落ちますからほかの病気にもかかりやすくなります。なお、ほかの病気というと、糖尿病の合併症としてよくいわれる網膜症や腎症、足の壊疽などをイメージされるかもしれませんが実はもっと警戒すべき病態があります。

だから真に糖尿病を治すとは、細胞が糖を取り込めるようにすることであるはずです。ところが、現代医学による治療はそうではありません。医者は糖尿病と診断された人に「細胞に糖を取り込めなくなる病気」とか、ましてや「栄養失調になる病気」などとはまず説明しません。血糖値を下げることで、動脈硬化の進行を抑えることが目的になっています。

なぜ説明しないのかというと、説明することができないからです。細胞が糖を取り込めるようにする治療法が現代医学では確立されていないのです。

そのため医療機関では糖尿病を、血中に糖が多くなり血糖値が高くなる病気、というふうにしか説明しません。そして血糖値を下げるために食事制限しましょう、とか運動をして蓄積された糖分を消費しましょう、という指導をするのです。糖尿病患者も医療機関から血糖値のことばかりうるさく言われるので、生活習慣を変えれば血糖値が下がると思い込み、そのことばかりに躍起になっています。

しかし現実は、血糖値が下がっても糖尿病が治るわけではありません。それどころか細胞が糖不足、栄養失調に陥っているのに食事制限などでさらに糖を減らしてしまったら追い打ちをかけるようなものです。つまり、細胞が必要な糖を取り込めなくなっている状態を治さなければ、どんなに血中の糖を減らしても体は良くならないのです。

ここに現代医学の限界があります。細胞が糖を取り込めないという、糖が血中にだぶつく原因に対して手が打てていないのです。

生活習慣を改善しても糖尿病は治らない

そうなると、糖尿病治療の柱とされる食事療法や運動療法など生活習慣の改善についても、本当に適した治療法なのか疑問が湧きます。

食事療法（減食）は現代医学における糖尿病治療の大きな柱の一つとしてどこでも行われている療法です。

減食自体は、体にとって悪いことではありません。なぜなら、摂食と消化活動自体、体のエネルギーを使うので疲労につながるからです。よく、食べ過ぎて胃が重いとか、脂っこいものは胃腸に負担がかかるといいますが、これは消化に時間がかかるということであり、体（内臓）がそれだけ動くので疲労するということです。したがって、体の疲労を少なくしたいのであれば、食事量を減らせば良いのです。

しかし、それと減食が糖尿病の治療になるのかということはまったく別の問題です。

そもそも糖尿病は、細胞のエネルギー源である糖を、細胞がうまく取り込めなくなる病気です。つまり糖の問題ではなく、細胞に問題があるという認識が現代医学ではすっぽり抜けているのです。この状態で、どんなに食事療法で糖分の摂取量を減らしても、それで細胞の糖分の取り込み量が増加しないのは明らかです。

運動をして健康になるということはない、と私は断言します。元気で体力も十分にある人なら、運動することによって筋力や持久力がつき生活がしやすくなりますが、体力がないと、本人はたとえ軽い運動のつもりでいても、あとで体調を崩し寝込んでしまう人もいるのです。つまり、自分の体力に見合った強さの運動でないと、効用どころかデメリットのほうが大きくなってしまう、ということなのです。

糖尿病は、全身の細胞が栄養失調に陥る病気です。体力が落ちているので余計な運動は控えるべきです。まして糖尿病改善のために運動をするなどもってのほかです。

そもそも運動で消費されるエネルギー量はわずかです。ウォーキングを20分間しても消費されるのはたった70ｋｃａｌ、ジョギングでも30分間で１８４ｋｃａｌほどです。息をきらし疲れ切っても、茶碗一杯のご飯分（約２３０ｋｃａｌ）すら消費できません。

そのため、運動で減量をしようとするならばプロのアスリート並みの運動量が必要となり、一般の人にはとうてい現実的とはいえません。

人間が行っている代謝で最もエネルギー消費が多いのは、実は運動によるものではなく、体内の生体機能を動かすときに生じる基礎代謝です。簡単にいえば生きているだけで消費されるエネルギーで、体温の維持や、心臓の拍動や呼吸などがそれにあたります。この基礎代謝は、私たちが一日に消費するエネルギーの実に約7割を占め、運動による消費量をはるかに超えます。

こうした基礎代謝を行う生体機能は、脳にある自律神経中枢がコントロールしています。したがって、代謝を良くしその結果として消費エネルギー量を増やしたいのであれば、運動で体を酷使することではなく、むしろ十分な睡眠や休息を取り、自律神経の働きを良くすることに重点をおくほうが、理にかなっているのです。

さらに、減量を目的とするような激しい運動を続けると寿命すら縮める危険性がありま す。その要因となるのは「活性酸素」です。

活性酸素が体内の細胞を攻撃して遺伝子を傷つけ、さまざまな病気の原因になることを知っている人は多いはずです。呼吸をしているだけでも活性酸素は生じますし、紫外線や怪我、炎症など活性酸素を発生させる要素は生活のなかでいろいろとあります。そのうえ、激しい運動をするとなるとさらに大量の活性酸素が作られ、体を傷めることになるのです。

運動選手にしばしば短命の人がいるのは、この運動時の活性酸素の増加が理由だと指摘されています。

また、運動とは重力に抗う行為なので、頑張って動けば動くほど、体には強い圧力がかかり、脳や筋肉や内臓が疲労します。これがやはり体に備わっている病気と闘う力である免疫力を落とす要因となります。

ちなみに、ジョギング健康法の提唱者であるジェイムズ・F・フィックス氏は1984年ジョギング中に死亡したことは有名な話です。

薬は百害あって一利なし

薬物療法では糖尿病の治療薬はここ20年ほどの間に次々と、さまざまなメカニズムをもつものが登場してきており、多くの場合2剤、3剤と血糖値を下げるために複数の種類の薬を処方されています。

日本人の多くは、病気になって医者にかかるとなにかしら薬をもらわないと不安になります。そして、もらった薬を飲んでさえいれば病気が治るかのように思っている人も多いと思います。

しかしどんな薬であっても必ず副作用があります。まして糖尿病のように長い間飲み続けることが課される薬であればなおさら、体に負担がかかるのは確かです。1種類であってもそうなのに、糖尿病ではたいてい何種類もの薬が出されますから、それを毎日飲んでいればどれほどの副作用が体をむしばんでいくか容易に想像ができます。

糖尿病の薬にも吐き気や下痢、また薬が効き過ぎることによる低血糖など、時に命に関わる強い有害作用のあることが知られています。

数ある薬の副作用のなかでも最も国内で社会的問題となった一つが、ステロイドによるアトピー性皮膚炎などのアレルギー性疾患です。

１９５０年代にステロイド外用薬が登場し、アトピー性皮膚炎の炎症を鎮める強い作用があるとして皮膚科での治療の柱となりました。しかし１９７０年代頃から長く使った場合に起こる皮膚の萎縮や使用をやめたときの離脱症状などが問題視され、ステロイドは今では慎重な使用が求められるようになっています。

ステロイド剤には、そもそも免疫の働きを抑える作用があることも知られています。アレルギー性疾患は体にもともと備わっている病原菌やウイルス、刺激物等の外敵から体を守る防御反応が過剰に働くことで起こるので、ステロイド剤はそれを抑えて症状を軽減する作用をもちます。つまり防御力をあえて落とす＝免疫力を下げることになり、薬の服用が長期にわたるほど免疫力が落ちた状態が恒常化してしまいます。

これはステロイド剤だけでなく、ほかの多くの薬もこのような性質があることを知っておくべきです。

しかも、ある症状を抑える薬を飲むことによって、胃痛などほかの症状を引き起こすことがあります。そうなるとまたそれを抑えるための薬を処方されるといったように、どんどん薬が増えていきます。その分、体にもどんどん負担がかかっていくのです。

それにもかかわらず、今の日本の医療では薬をたくさん使います。それは病院や製薬会社が利益を上げるためということもありますが、患者のほうも、せっかく医者にかかったのだからとりあえずなにか薬を出してもらわないと安心できない、という心理があると想像できます。

治験という言葉を聞いたことがある人も多いと思います。これは薬の効用を調べるために国が行うテストのようなもので、これをクリアした薬だけが承認され、販売されることになっています。しかし、治験はこれまで一薬剤を単体で使った場合の効用を調べるものが多く、ほかの薬と一緒に使ったらどうかといったことはほとんど調べられることがありませんでした。2020年の医薬品医療機器等法改正によって、ようやく薬を併用した際の副作用などの報告が治験でも求められるようになりましたが、毎日2種類、3種類と薬を同時に飲んでいる場合にどんな副作用が出るのかは、まだまだ明らかになっていないものも多いのです。

これは本来、健康になるためにと用いられた薬が諸刃の剣となり、体がもともともっている免疫力を弱めてしまう可能性があるということです。病気を治して健康になるために医者にかかり、薬をもらっても、かえって健康を損ね病気を悪化させてしまうことにもなりかねないのです。

薬は症状を取るだけで、根治はできない

病気に伴う症状をなくしたり、抑えたりするのに薬を使うのは、わが国の医療において一般的な治療法です。そもそも現代医学は、薬に大きく依存し過ぎているのです。

私たちの体を構成している細胞は、タンパク質を主要な成分としています。そして体の各臓器や組織、生体機能を維持するのに必要な酵素やホルモンもタンパク質の一種です。現在の新薬開発では、体がつくりだすタンパク質のうち、対象とする病気と関連の強いものを絞りこみ、そこに効かせる成分を抽出したり合成したりします。ですから、薬の主なターゲットはタンパク質だといえます。

ただし、薬により病気に作用するタンパク質を摂ることで症状を抑えても、病気そのものの原因はなくなりません。

糖尿病の場合、すい臓からのインスリンの量が減ったり効きが悪くなったりするため、薬物療法ではインスリンを補ったり、さまざまな作用機序で効きを良くする薬が投与されます。

しかし、この場合の治療目標は血糖値を下げることであり、原因となっているすい臓を治すことはできません。つまり対症療法に終始しているのです。

それどころか、逆に体内組織の機能を低下させ、余計に健康状態を悪化させる場合が多いのです。

対症療法ということは、糖尿病でどんなに薬を使っても、糖尿病を発症する前の体には戻れないということです。このことは日本糖尿病学会が「糖尿病を治癒させる治療法は今のところありません」と明言しています。つまり糖尿病と診断がくだった時点での、すい臓の余力（残存機能）をいかに長持ちさせるかが治療の目的になります。

ほかの薬物療法も同じで、現在使われているほとんどの薬は対症療法、つまり症状を緩和するためのものです。一部例外もあり、細菌感染症の治療で使われる抗菌剤や抗生物質は、病気の原因である菌を攻撃するので原因療法といえます。身近なものでいえば白癬菌が感染して起こる水虫や、皮膚の傷などから細菌が感染し腫れる蜂窩織炎《ほうかしきえん》などの治療があります。

ただし近年は抗菌剤や抗生物質が効かない耐性菌の出現が問題となっています。

また、混同されやすいのですがウイルスと菌はまったく別のもので、風邪に代表されるウイルス感染症に抗菌剤や抗生物質は効きません。

２０１９年末頃より始まったコロナ禍において、抗ウイルス薬が承認されていますが、ウイルスそのものを攻撃するのではなく、ウイルスが感染した細胞に作用し、感染の広がりを抑え重症化を防ぐ薬ですので、やはり対症療法に過ぎないといえます。

薬は老化を食い止められない

なぜ薬は使い続けると効きにくくなってしまうのか、その最も大きな理由は年を取るからです。そんな単純なことかと拍子抜けする人もいるかもしれませんが、老化は誰にも訪れるゆるぎようのない事実です。個人差はあれど臓器や組織の老化、劣化は例外なく加齢により進んでいきます。とすれば、仮に薬で1年もたせたとしても、その1年の間に臓器は老化が進み、機能も低下していくので同じ量の薬を投与してもいずれ効きが悪くなってしまうということが分かります。これも薬が対症療法ゆえであり、根本的に臓器を治さなければ病気は治らないということです。

糖尿病においても同じで、薬によって一時的に血糖値は改善されても、すい臓は老化が進んでいき、薬ではそれを食い止めることはできません。一生にわたり薬を続けても、病気そのものが完治することはないのです。

このことは、糖尿病に対し現代医療が患者に課す生活習慣の見直しにも当てはまります。例えば一年間、頑張って食事制限を続けたとしても、その間にすい臓の老化が進んでしまい機能は低下してしまいます。一時的に血糖値が下がっても、それですい臓の機能低下を阻むことはできませんので、いずれは病気が進行してしまうということです。

それにもかかわらず、医者は自覚症状がない状態でも予防のために血糖値を下げないといけないと言い、いつしか医者も患者もいかに血糖値を下げるかに執心するようになり、やれ食事制限だ、運動だ、薬だとさまざまな治療が行われます。

目標はシンプルなほど分かりやすく、数値化されればなお明確になります。医者にしてみれば症状がないことから目をそらし、治療のモチベーションを上げるために、血糖値を下げるということは都合が良いのです。

しかし、こうした治療は糖尿病やその予備群であると宣告を受けたら一生続けなければならないと覚悟しなければなりません。予備群の場合は解放される可能性もありますが、それでも不摂生をしたら悪くなる、とくぎをさされます。

つまり、今の医療では根治しないのです。知らなかったと驚く人もいるかもしれませんが、このことは厚生労働省が策定した「健康日本21」（２０００年）の糖尿病の項の冒頭でも、「糖尿病はひとたび発症すると治癒することはなく」と述べられています。それに倣って、糖尿病を治療する医療機関でも糖尿病が治るとか完治するといった表現は避けられているのです。

個人差を考慮しない現代医学

食事にしろ運動にしろ、個人差に目が向けられていないまま一律の指導が行われているのも問題です。

どんなに生活習慣に細かく気を配っていても、高血圧や糖尿病などになる人がいる一方で、不摂生をしていても、ずっと元気で長生きする人もいます。それは、個人差によるものなのに、病気になるとあなたの生活習慣が悪い、と日頃の行いのせいにされてしまうのです。

現在、国内の糖尿病受療者（医療機関に通院している人数）は300〜400万人くらいとされているのに対し、予備群も含め推計有病者数は2200万人以上ともいわれています。多いように思われるかもしれませんが、日本の総人口が1億超であることを考えれば、それだけしかいないともいえます。現代日本で食事の量が多い人、栄養過多の人、高齢者を合わせるともっとたくさん推計有病者数がいるはずですがその割には少ないと考えます。

つまり、同じような食生活をしていても糖尿病にかかる人とかからない人がいるし、高齢者でもかかる人、かからない人がいる、ということです。

若いときには病気一つしない体だったとしても、年を取っていくにつれ、個人がもともともっていた弱点が病気となって表に現れやすくなるものです。それも生活習慣病と決めつけられてしまうのが日本の医療の実状です。

個人差が病気の発症や増悪に影響することに目が向けられず、生活習慣のせいとひとくくりにしてしまう、これこそ現代医学がこの病気を正しくとらえていないことの証明にほかなりません。つまり生活習慣病であるという常識そのものが間違っており、私たちも騙されてしまっているのです。

糖尿病の、本当に怖い症状とは

医療機関では糖尿病を慢性疾患といい、ひとたびかかったら治療を受け続けないと合併症に悩まされ続けると脅かすことで、患者を医療機関に縛り付けているといえます。根本的に治す方法がないため、そう脅かしているのだと考えられます。

しかし、そうした重篤な続発症に直面しているケースは身近にはそうたくさんいるわけではなく、疲れや元気が出ないなどの悩みのほうがより身近かつ憂慮すべき症状であると私は考えます。

それは全身の細胞が栄養失調で弱っている証だからです。

体のなかでもとりわけ深刻な影響を受けるのは脳です。ほかの臓器は活動エネルギーが不足すると肝臓等でタンパク質や脂肪が分解されエネルギーに充てられます。ところが脳は唯一、糖しかエネルギー源にならないのです。そのため糖の取り込みが不足すると脳が栄養不足、エネルギー不足に陥り、頭が働かなくなってしまうのです。栄養不足状態が長引けばアルツハイマー型をはじめとした認知症になる可能性が高まります。

脳は運動、感覚、言語など生命維持や活動の中枢を担っていますので、それらが栄養不足により機能低下すれば当然、さまざまな不調につながります。特に脳幹の中にある間脳という部分に位置する自律神経中枢がうまく働かなくなれば、免疫力の低下などを招きます。自律神経は呼吸や消化、体温調節、循環、排泄など生命維持に必要な機能を調節する役割を担っているからです。

検査上は異常が見つからないのに、めまいや動悸、不眠、ほてり、息苦しさなど多岐にわたる不調を呈する症状があることを自律神経失調症ということがあります。この言葉についてあたかも自律神経のバランスが崩れているというような説明がよくなされていますが、その実態は機能低下なのです。生命維持をするために十分な働きができなくなっている、ということです。

免疫力、生命力が低下すれば感染症の発症や重症化リスクが高くなります。糖尿病の患者は新型コロナ重症化リスクが高いという研究報告はすでに存在しています。これは、血糖値が高いと病状が悪くなるということです。

アメリカにおける感染症の総合研究機関である米国疾病予防管理センターからも、2020年2月～5月に新型コロナで死亡した1万人余りのデータを基に分析したところ、約40％が糖尿病患者であったとの報告が出されています。また別の研究によると、新型コロナ感染者約130万人のデータを分析したところ、糖尿病患者は新型コロナが原因で死亡するリスクが14％も高いことが論文で発表されています。

このほかにも、糖尿病と新型コロナについては数々の研究報告があります。

糖尿病になると、ウイルスが入ってきたときに食べて退治する好中球という免疫細胞の働きや、ウイルスを抑え込み無力化する抗体を作る能力が弱くなってしまうことが分かっています。

ウイルスは新型コロナウイルスだけではありません。インフルエンザウイルスやノロウイルス、ロタウイルスなど一般にもよく知られているウイルスはいくつもあり、同じことがいえます。

私が特に問題視しているのは世界中のほぼすべての人に潜伏感染しているとされているヒトヘルペスウイルス（HHV―6）です。HHVには1～8型があるといわれていますが、特に６、７型に着目しています。このウイルスは免疫力が保たれているうちはおとなしくしているものの、免疫力が低下するとその人の弱い部分を特にターゲットとして増殖し、機能低下を起こします。ＨＨＶ―６にとって、糖尿病＝細胞への糖の供給不足による免疫力の低下を起こしている状態は、自律神経を冒して全身の機能低下を起こすのに実に好都合であるということです。

つまり、糖尿病の最も懸念すべき問題は、細胞の栄養不足による機能低下と、ＨＨＶ―６の増殖による、自律神経も含む脳の機能低下、脳障害を起こしてくるということなのです。

なおＨＨＶ―６は潜伏感染といわれながらも、ここ20年余り日本において慢性疲労やうつ、入れ替わり立ち替わりさまざまな不調が現れる不定愁訴が激増していることから、爆発的に蔓延し活性化していると推察しています。

国内において認知症は増加の一途をたどっており、今や社会問題になっています。

厚労省によると、日本における65歳以上の認知症患者数は２０２０年時点で約６００万人と推計されており、それが２０２５年には約７００万人に増え、高齢者の５人に１人が認知症になると予測されています。

認知症のなかで多くを占めるアルツハイマー型では、脳神経が変性して脳の一部が萎縮するとの説明がよくされていますが、その原因は解明されていません。

私は、ここに脳へのＨＨＶ－６感染が関わっているのではないかと考えています。認知症は加齢による脳細胞の老化といわれることもありますが、ＨＨＶ－６感染により生命力を低下させ脳の機能を低下させていることもあるのではないかと思うのです。そもそもの加齢に感染によるダメージが加わり、老化や硬化に拍車がかかった結果の発症であるということです。

そして特に、糖尿病で脳への十分な栄養供給がなされていない状態であるとなお深刻です。認知症発症リスクには、糖分不足で脳細胞の生命力が低下していることによるＨＨＶ－６の蔓延が関係していると考えられるからです。

糖が取り込めないのは、すい臓がもともと弱いから

人は当然ながら、顔かたちから肌質、体が強い、弱いといったその人を表すもの（形質

や体質といわれますが）は一人ひとり違います。外からは見えませんが、臓器や組織の機能も皆、個人差があります。

例えば「あの人はどんなに酒を飲んでも酔わない。きっと肝臓が強いんだろう」とか「私は胃が弱いのですぐ胃もたれする」などという会話がよくあるように、経験的にも自分の強みや弱点はある程度分かっているものです。それと同じように考えれば、糖尿病になってしまうのはインスリンを分泌するすい臓がもともと弱いから、というのはごく自然です。病気というのは、その人が生まれつき弱いところに起こるのです。

弱いというのは一定の機能が発揮できるほど成長しなかった「発育不全」と、成人を過ぎれば加齢で機能が低下していく「老化」の大きく2つの意味があります。老化は誰でも起こるのではないかと思われるかもしれませんが、もともと体が弱ければそのスピードもほかの人より速くなります。

つまり、糖尿病は生まれつきのすい臓の発育不全と老化現象によって機能が低下しており、インスリンが十分出ないので糖を細胞に取り込めない病気である、といえるのです。

それを、生活習慣病と現代医学が言い出してからあたかもその人の不摂生が原因と思われるようになってしまったのがそもそもの誤りです。

糖尿病だけではありません。脂肪肝になったら食べ過ぎやアルコールの飲み過ぎと言われ、痛風になったらプリン体の摂り過ぎを疑われ、といったように、普段の生活習慣を問題視されがちですが、そうではなくて生まれつき弱いところが悪くなったと考えるべきなのです。

糖尿病にかかっている人のなかには、医者から肥満を指摘され、やせるためにも食事を減らさなければ、運動をしなければと思っている人も少なくないと思いますが、太りやすいことも生まれつき代謝系のホルモンの働きが弱いことが原因です。ホルモン分泌は脳の自律神経中枢によってコントロールされていますので、そこに生来の弱点があると考えるべきなのです。

そして、長く生きるほど、体内組織の老化が進みます。それにより弱くなったところに病気が現れます。

どんなに生活習慣に気をつけていても、糖尿病や肝臓病などになる人がいる一方で、不摂生をしていても、ずっと元気で長生きする人もいます。それは、たまたま生まれつき弱いところの少ない恵まれた体だからです。

生まれつき弱いところは、老化に伴ってその弱点をあらわにし、病気にかかりやすくなります。なので、かつて生活習慣病のことを「成人病」と呼んでいたのは正しいとらえ方だと思います。それを後年、生活習慣病と名称を変えて、病気になるのは生活習慣が悪いせいだ、生活習慣を改善しなければ良くならない、というのは現代医学が生まれつきの要因や加齢に手を打つことができないがゆえの、論理のすりかえだと思います。

この考え方に則ると、1型、2型という糖尿病の分類にも疑問が生じます。1型糖尿病は、すい臓のランゲルハンス島と呼ばれる内分泌腺にありインスリンを作っている細胞（β細胞）の発育不全の程度が極めて強く、インスリンを分泌する力が極端に弱かったりまったく出すことができなくなったりするため血糖値が高くなるタイプ、2型糖尿病は遺伝的な影響に加えて、食べ過ぎ、運動不足、肥満などの環境的な影響等により、インスリンが分泌されにくくなったり効きにくくなったりすることで血糖値が高くなるタイプと説明されています。

しかし、1型、2型とも、そもそも生まれつきすい臓が弱いからβ細胞の働きが悪かったり、環境要因の影響を受けやすかったりするのであり、原因は共通しています。それを生活習慣が関与しているかどうかで2つに分けるのは理にかなっていないということです。分けるとすれば、先天的にすい臓が弱いことを前提とし、その弱さの段階別にすべきなのです。弱さの程度も10人いれば10人とも違うといっても過言ではないほど個人差があるので、少なくともたった2つの型に集約されるはずはなく、多くの型を必要とします。

今のような1型、2型、その他（疾患性や薬剤性、妊娠糖尿病など）の分類は、糖尿病の真の原因である先天的な臓器の能力は考慮されていないといえます。

合併症も生まれつき弱いところに出る

糖尿病自体は自覚症状が出ないので放っておかれがちですが、糖尿病で怖いのは発症後数年～10年程度で発症するとされる合併症です。

現代医療では合併症の原因は動脈硬化にあるとし、食事療法や運動療法で血糖値を下げることで、動脈硬化を進めないようにすることを治療の目的としていますが、動脈硬化の進行を抑えれば１００％合併症を起こさないとはいえません。

それは、合併症も、生まれつきの体質が関係しているからです。つまり、血管であれ各臓器であれ、生まれながらの体質で強さが決まっていて、合併症は弱い臓器や組織に起こるのです。例えば、糖尿病網膜症は眼の発育不全がおおもとにあり、糖尿病性腎症はもともと腎臓の発育不全があるから起こるのです。生まれつき弱く発育不全である臓器や組織は、老化のスピードも速いので病気になりやすいということです。

加えて糖尿病の人は、それらの器官が栄養失調に陥っていることも、合併症の発症や進行リスクを高める要因になっています。なお、すい臓が弱い体質をもって生まれた人は血管も生まれつき弱いので、糖尿病の人は動脈硬化が問題になりやすいといえます。体質的にすい臓が弱ければ、すい臓を通っている血管も神経も発育不全に陥っているからです。つまり、動脈硬化だけの問題ではないのです。弱い臓器や組織を強くしなければ、合併症の発症予防はできないのです。

しかし、現代医療ではそこに踏み込めていません。そもそも、臓器や組織の強さがなにによって決まるのかがまったく考えられていないからです。それが分からなければ臓器や組織を強くすることはできませんから、根本的な治療はできません。

糖尿病においても、どんなに血糖値を下げ動脈硬化を進行させない手立てをとってもそれは対症療法であり、根本的な治療（原因治療）ではありません。現代医学では、もろもろの症状から病名を決定し、その症状をなくす薬を処方する治療にとどまり、病気の原因は言及しないのです。

糖尿病における原因治療とは、インスリンを分泌しているすい臓そのものを強くすることです。また続発症を予防するには、発症し得る各臓器や組織を強くすることが有効です。

しかし、現代医療では糖尿病治療は対症療法にとどまっており原因治療は議論すらされていないため、糖尿病は現代医療では治らないといえるのです。

［第2章］

頭蓋骨のゆがみと硬さが糖尿病の本当の原因

先天的な頭蓋骨のゆがみと硬さが臓器の発育不全を招く

私がこれまでの60年余りにわたる施術経験で多数の糖尿病をはじめとする慢性疾患患者を改善に導いているのは、現代医学では語られない「生まれながらの臓器の強さを決めているのはなにか」を知っているからです。

それこそが、頭蓋骨のゆがみや硬さなのです。

ゆがみというと世間ではよく、骨盤や背骨のゆがみが話題にのぼります。カイロプラクティックや整体で骨格を調整してもらった経験がある人もいるかもしれませんが、本書でいうゆがみ、あるいは硬さはそのような、物理的なゆがみとは意味合いを異にします。内臓体壁反射や体の適応（老化の過程）などの、後天的な要因で起こるゆがみではなく、生まれつきのものであることがポイントです。

生まれつきの形質、すなわち先天的な素因を決めているのはいうまでもなく遺伝子です。

「体が丈夫なのは親からもらった遺伝子のおかげ」「うちは代々、スポーツが得意な遺伝子が継がれている」など、日常会話のなかでもさりげなく遺伝子という言葉が使われます。遺伝子は親から受け継がれる一つひとつの遺伝情報を指しており、外見はもちろん、骨格や体内に分泌されるホルモンや酵素など外から見えないところにも関わっています。私たちの体で絶えず行われている細胞分裂のコントロールすらも遺伝子がカギを握っているとされています。つまり、遺伝子には生命を形作っていくために必要な情報が詰まっているのです。

頭蓋骨のゆがみや硬さも例外ではなく、遺伝子によって決まります。骨が本来の場所に位置していないためにゆがんでいるのですから、頭蓋骨だけでなく全身の骨格や内臓、そしてそれらを構成する細胞に至るまですべての遺伝子の情報に異常があったと考えるのが自然です。

親からの遺伝子と、胎内での突然変異が大きく影響

生まれつきの頭蓋骨の形質を決めるのは、実はこれだけではありません。

ヒトの遺伝子は約２万数千個といわれていますが、10年ほど前までは、こうしたヒトの全遺伝情報のうち、体の全体構成を決めるのはたった２％に過ぎないとされ、それが遺伝子と呼ばれていました。

では残り98％はというと、かつてはなんの意味ももたないとゴミ扱いすらされていましたが、近年の研究で、この役に立たないとされていた98％もヒトの形成に重要なカギを握っていることが分かってきました。この領域が変化することによって器官の機能も変化する可能性があることが科学者によって明らかにされてきているのです。

親から受け継ぐ遺伝子によって頭蓋骨の歪曲や硬化を起こす遺伝子異常が含まれていると、生まれてくる子も同じように頭蓋骨がゆがみ硬くなると考えられます。しかし頭蓋骨のゆがみや硬さはこれだけでなく、突然変異で起こることもあるのです。

その突然変異は、母親の胎内で起こります。胎児のときに胎内で頭蓋骨に圧力がかかることで遺伝子の突然変異が誘導されるのです。

母胎の中では、頭蓋骨に外界より強い圧力がかかりますが、その圧力のかかり方には個人差があります。胎児の頭部にかかる圧力が通常より強かったり、頭蓋骨に偏った力が加わったりすることで遺伝子の突然変異が誘導されます。

したがって、生まれつき頭蓋骨の歪曲や硬化があるといった場合、親から受け継いだ遺伝子と、胎内にいるときに圧を受けたために突然変異した遺伝子の、２つの遺伝子異常のパターンがある、ということになります。

そして、こうした遺伝子の異常によって頭蓋骨がゆがんでいると、頭から下につながっている骨格、臓器、組織、細胞に至るまですべてがゆがんでしまうのです。

人体は水の入った袋の集まり

体というのは極端にいえば大中小いくつもの、水の入った風船（袋）が集まって出来上がっているといえます。

皮膚組織の下には深筋膜という膜があって全身を包んでいますし、その筋膜の内側には漿膜で包まれた臓器や、骨膜で包まれた骨があります。また、上半身は胸膜、下半身は腹膜により複数の臓器がまとめて包まれています。そして各袋は細いコラーゲン線維で結合し、私たちの体の中で各臓器が定位置で保持されるようにしています。脳や脊髄も内側から、軟膜、くも膜、硬膜という3層の髄膜という膜で包まれています。そして細胞の一つひとつは、その表面を細胞膜に包まれた袋状になっています。ただそれらたくさんの袋が、動くたびに揺れてあちらこちらに移動しては困りますから、あらゆる袋は細いコラーゲン線維で結合されています。

このように袋が互いに結合し集まっている状態で、どこか一カ所を圧迫したりねじったりすれば、全体がねじれます。つまり、母体内で重力や圧力が胎児にかかることで、遺伝子の突然変異が起こり頭蓋骨にゆがみや硬さの方向や程度が決まるのです。体の内部にある袋や背骨をはじめとした、体の屋台骨となる骨格も、血管も皮膚もすべてねじれ圧迫されてしまうのです（私はこの研究で２０００年にアメリカの学会で研究者大賞を受賞しました）。

特に強い圧力の加わった部位は、正しい臓器や組織の形を維持できず発育不全に陥ります。

発育不全を起こした臓器は、生まれたばかりの赤ちゃんであってもすでに硬化を起こしています。そして老化のスピードも速いので、病気になりやすいのです。

合併症も頭蓋骨に起因する発育不全が背景に

生活習慣病はかつて「成人病」といわれていました。加齢とともに発症が増えるという意味合いがあり、私はこの呼び方のほうが病気の原因を正しく表していると考えます。病気のほとんどは臓器や組織の老化で起こるからです。そして生まれつき弱い臓器は老化が早く起こるので、発症リスクが高くなります。

よくカイロプラクティックでは骨格のゆがみが体の不調を起こすという言い方をしますが、そうではなくて遺伝子異常により頭蓋骨がゆがむことで、体を構成する大小の袋もろとも、臓器や組織、細胞が圧を受けゆがんでしまうので、発育不全を起こしてしまうのです。

頭蓋骨のゆがむ方向や硬さ、そしてそれぞれの程度も遺伝子で決まります。したがって人によりゆがみや硬さの状態はさまざまであり、それによって肝臓が弱い、腎臓が弱いなど各臓器への影響も違ってきます。

すい臓は特に、前頭部の頭蓋骨がゆがむことで発育不全を起こします。すい臓が発育不全ということは、すい臓を通っている血管や神経も発育不全であるということです。糖尿病では合併症も問題視されますが、その合併症も頭蓋骨の歪曲と硬化の影響で弱くなってしまっている器官に出やすいのです。例えば腎臓が弱いと透析の処置を取る必要性が高まりますし、眼が弱ければ、糖尿病性網膜症だけでなくほかの眼疾患、例えば緑内障や白内障などにもかかりやすくなります。血管もこうした先天的要因により生まれつき弱いと、動脈硬化を起こしやすくなります。現代医学では動脈硬化が合併症の要因であり、生活習慣の見直しが予防になるといっていますが、そうではなくすべて先天的な原因が絡んでいるのです。

体のどこであれ、先天的に老化・硬化している器官や組織は、遺伝子の異常によって起こった頭蓋骨のゆがみや硬化に影響されて生じています。そして発育が悪く生まれつき機能が低い器官は、老化も早期に起こりやすくなります。母親の胎内にいるときから発育不全だったために、成人後は早期に老化・硬化して機能不全を起こし、そこに病気の症状が起こってしまうのです。

また、社会に適応しにくい人にも頭蓋骨のゆがみや硬さが見られます。昨今、発達障害が話題になっており、脳の画像や血液検査などでは異常が認められず、診断が難しいとされていますが、これも根本的な原因として頭蓋骨の歪曲と硬化があり、それを治療することによって大きな効果を出すことができます。

頭蓋骨の矯正や、脳呼吸に主眼をおいて治療を行っている私は、頭蓋骨の柔軟性を測る独自の指標をもっています。頭蓋骨の柔軟性の低さは脳がもっている本来の能力を減退させます。重症の脳性小児マヒのような場合は５で柔軟性が低い指標となります。医師や弁護士などはほとんどが１３０以上ですが、まれに20など低い値の人もいます。

その指標に基づいて一般人の頭の柔軟性を測定すると、通常は70～90程度の範囲におさまります。頭脳が優秀で知的な職業で能力を発揮しているような人たちのなかには、１５０くらいの極めて柔軟性が高いことを示すスコアも見受けられます。

反対に、際立って頭の硬い人もいます。以前の集計では、約７人に１人の割合で20以下のスコアの人たちが見られましたが、これが実は、普段の言動などから発達障害と推定される人の割合と一致していたのです。頭蓋骨のゆがみと硬化のために、脳のどこかに発育不全があることを、この測定結果は示唆しています。

体液の循環は生命維持に不可欠

人間の細胞は、その一つひとつが生命活動を行っていることで、私たちも一つの生命体として成り立っています。

私たちと同じように細胞も呼吸をしていますし、栄養素を取り込み代謝して活動エネルギーを得たり、不要物を排出したりします。また、細胞はそれ自体が生命体ですから、必要に応じ子孫を残します。つまり分裂により新しい細胞に生まれ変わる、新陳代謝を行うということです。

一般的に皮膚は約28日、筋肉は約2カ月のサイクルで常に新しく生まれ変わっています。骨も新陳代謝をして数年~10年ごとにすべての骨が新しく生まれ変わっているとされています。骨には古い骨を壊す破骨細胞と新しい骨を作る骨芽細胞があり、この2つの働きで新陳代謝が行われます。

このような生命活動は、栄養や酸素が常に細胞に届き、不要なものが排除されるシステムがなければまなりません。その役割を担っているのが体液です。

すべての生物は水がなければ生きていけません。私たち人間の体も60％は水分で、生命維持のために私たちの体内は、あらゆる器官・組織が十分な水で満たされているのです。この水分を総称して体液といいます。

代謝を行うには体液が不可欠です。これほど多くの水で体内が満たされているのは、細胞が代謝を行うためといっても言い過ぎではありません。

つまり、健康な人の体内の条件とは水分（体液）がきちんと循環し、全身の細胞が必要十分に活性化できることであるといえます。当然ながら常に循環していなければ新鮮な酸素や栄養を細胞に運ぶことはできませんし、老廃物も回収されないまま細胞や組織にたまっていってしまいます。

その体液を分類すると、①細胞内液、②細胞外液にまず大きく分けられ、②の細胞外液は血液、脳脊髄を満たしている脳脊髄液、細胞を浸している間質液、間質液の一部がリンパ管に入ったリンパ液等に分けられます。

体液の総量を１００％とすると、細胞内液は約55％、血液は約14％、そして間質液は約

28%を占めます。血液は意外と少ないことが分かるかと思います。

体液の循環ルートとして、一般に知られているのは血管系とリンパ系です。私たちの体内にある水分は、元はといえば消化管から吸収され、血液に取り込まれて血管内を流れます。その血液成分のうち、血球成分を除いた液体を血漿といいますが、その一部は毛細血管から外にしぼり出されて、末梢組織の細胞を浸す間質液になります。そして、間質液の90%は毛細血管から回収されて静脈血に戻っていき、免疫細胞を含んだ10%は毛細リンパ管から吸収されてリンパ液になります。

間質液は組織液とも呼ばれ、細胞外液のうち血液、脳脊髄液、リンパ液を除いた残りを指し、細胞を浸す液体です。つまり細胞がエネルギーを作り出し生命活動を行うのに必要な栄養や酸素は、最終的には細胞と接している間質液から受け取るのです。言い換えれば、間質液の循環なくして細胞は生きてゆけず、私たちの生命も成り立たないということです。

現代医学では無視されている体液循環を担う「脳呼吸」

現代医学では、その重要な間質液の循環を含めた体液循環の全体像が説明できていません。

明らかになっているのは心臓の拍動により起こる動脈血の循環のみで、静脈血の流れについては下肢などに逆流を防ぐ弁があること以外、特に説明はされていないのです。「足は第二の心臓」などと、末梢の静脈血を心臓へと戻す原動力が足の筋肉の運動にあることが説かれたりはしていますが、これだけでは眠っているときの循環については説明が成り立たなくなります。

また、間質液は、血管やリンパ管などの外にあって全身の細胞を浸しています。それに対し、血液の割合は体液全体の14％ほどに過ぎません。さらに血管は大動脈や中動脈、細動脈の合計が全血管のわずか1％に過ぎません。心臓の拍動には血流は細動脈までで残り99％の毛細血管は極細繊維で弱いので、心臓の拍動をもろに受けたらパンクしてしまいます。そのため、現代医療において毛細血管の血流や静脈リンパ液、間質液の流れについては説明がありません。

これらのことが示すように、体液を循環させる原動力は心臓だけではないのです。しかし現代医学では、膨大な体液を循環させるために、心臓とは別の力が働いていることの説明がうまくできていないのです。目が向けられていない、説明しようとしないというほうが合っているかもしれません。末梢の細胞まで間質液を巡らせ栄養を運ぶには、動力が必要です。よく「心臓は血液を巡らせるポンプ」といわれますが、体液も同じで、全身に巡らせるにはポンプとなる部位をきちんと作動させなければなりません。

それでは、体液を巡らせるポンプはどこにあるのかといえば、心臓や足ではなく実は脳が担っているのです。

頭蓋骨が大きくなったり小さくなったりして、脳脊髄液を体の各器官へと押し出しています。その脳脊髄液の流れが末梢の毛細血管の血液や間質液を巡らせる動力になっているのです。この仕組みを「脳呼吸」と呼びます。

脳への圧迫ストレスが病気を引き起こす最大のストレス

しかし、間質液の流れが悪くなり末端でのＣＳＦ（脳脊髄液）の吸収や頭からのＣＳＦの排出が悪くなると、頭蓋内にＣＳＦが貯留し、頭が拡張します。そのとき脳には持続的な圧迫刺激が加えられることになり、脳の機能は低下することに伴い生命力も低下します。この「脳への圧迫ストレス」こそが、健康を害する一番の要因だと私は考えています。

脳への圧迫ストレスが生じることによって、すべての器官の間質液の流れはさらに悪くなり、体内のＨＨＶ－６が増殖し、免疫力が低下して、内臓や筋肉、神経や細胞膜を含むすべての機能が低下してしまいます。その結果、細胞に栄養が届かなくなります。

細胞内にはミトコンドリアという、エネルギーを生み出すシステムをもつ器官があり、糖が分解されて生じた物質を材料として、さまざまな化学反応を経てエネルギーが作られます。

しかし細胞に材料が入っていかなければエネルギーは作られません。

つまり、体液循環不全による脳への圧迫ストレスが全身の免疫力、生命力を落としてしまうのです。

圧迫ストレスがかかった脳へは、血液もスムーズに流れ込むことができません。脳細胞も代謝がうまく行えなくなるため、記憶力の低下やうつなどを引き起こす、さまざまな中枢機能の低下をきたします。

なお、私たちは激しいスポーツや毎日1万歩以上の歩行といった無理をすると、疲れたり、関節や筋肉を故障したりします。これは、重力に逆らった運動をすることで体に大きなストレスがかかるからです。そして疲労がたまることにより、脳への圧迫ストレスを強めてしまうという悪循環を生じさせてしまいます。

私が現代医学の糖尿病治療で行われている運動療法に異を唱える理由はここにあります。つまり、運動して体が疲労するということは体にストレスがかかっていることであり、それが病気のもととなる脳への圧迫ストレスを増大させるということです。

精神的ストレスは病気の直接的な原因にはならない

「ストレス」と聞くと気分がイライラするなどの精神的ストレスをイメージする人も多いかもしれません。

現代医学ではさまざまな病気の原因として精神的ストレスを挙げています。治りにくい病気を抱えている患者へこのように説明すると納得がいきやすかったのか、精神的ストレスも病気の原因であると医学界では説明するようになり、原因がよく分からないとされる症状、例えば腰痛や肩こりなどの慢性的な痛みやめまい、頭痛、食欲不振、不眠といった俗に不定愁訴と呼ばれているような不調は、精神的ストレスによるとして、精神安定剤が多用されるようになってしまいました。そしていつしかその考えは世間一般に広まっていきました。

そもそもストレスとは「物理的な圧迫や刺激」を意味する言葉です。怒りや悲しみ、焦燥感といったネガティブな情動だけを指すのではありません。例えば落語を聞いて笑ったり恋人と語らったりしているときなど、楽しいときにもストレスは受けているといえます。良きにつけ悪しきにつけ外部から刺激を受ければ緊張状態が生じ、それがストレスになるということです。

また、「精神的ストレスが溜まっている」とは大脳の前頭連合野の間質液や細胞内に、老廃物や炭酸ガスが増加して栄養と酸素が不足することで脳の機能が低下した状態を指します。精神的刺激に対してうまく対応できず、思考がうまくまとまらない状態といえますが、ストレス自体に形はありませんし、ましてや脳や体にたまったりすることなどはありえません。

確かに、ストレスを感じるとコルチゾールなどの抗ストレスホルモンと呼ばれる物質の分泌が増えるといわれています。でもこの物質はストレスを和らげようとする防御反応の表れであり、役割を果たせば分泌も通常に戻ります。これ自体が多くなったとしても、直接的に病気の原因にはなり得ないのです。

そもそも精神的ストレスとは、一過性のものに過ぎません。人によって差はありますが、遅かれ早かれそうした感情は時間の経過とともに徐々に薄まり消えていきます。それ自体がまるで菌やウイルスのように感染しはびこるようなこともなければ、がんのように増殖して大きくなり脳や体をむしばむこともありません。

　つまり、精神的ストレスが原因で私たちが病気になることはありえないのです。

免疫力の低下した体をむしばむＨＨＶ―６

　病気を発症する原因には脳の圧迫ストレスがありますが、そのほかの生物学的ストレスとして細菌やウイルスの感染も見過ごすことはできません。

　その、免疫力低下により活性化してしまうウイルスの一つに、ヒトヘルペスウイルス６型（ＨＨＶ―６）というウイルスがあります。

　ＨＨＶ―６はほぼすべての人が乳幼児期に感染するウイルスで、ごくありふれた体内常在ウイルスです。

　そもそも私たちの体は、多くの細菌やウイルスと共生関係を築いています。よく知られているものには、腸内に１００兆個ともいわれている腸内細菌や、口腔内の常在菌が挙げられます。皮膚や頭皮、消化管、泌尿器にも細菌が存在しているといわれています。

　ウイルスにも、常在菌と同じようにずっとヒトの体内に棲みついている常在ウイルスがいて、ほぼすべての人に感染しているとされるＨＨＶ―６はその代表格といえます。

ひとたび感染したウイルスは、ずっとその人（宿主）の体内で骨髄や神経の中などに潜んでいます。そして、詳しいことは分かっていないものの、普段、生命力があり免疫力が高い状態のときは目立った症状を起こしません。ところが、なんらかの原因で生命力が低下し、免疫が十分に働かなくなると、潜伏していたウイルスが活性化し、健康に悪影響をもたらすといわれています。

感染やそれによる炎症も、生まれつき弱いところに起こりやすくなります。糖尿病の人はといえば、もともとすい臓が弱いのに加え、細胞が栄養失調を起こしており生命力、免疫力が低下しています。

そこに、ＨＨＶ―６が付け入りやすいのです。ＨＨＶ―６が弱いすい臓に感染して炎症を起こすから、病気の発症や増悪に至ってしまいます。

治りにくい不調も、ＨＨＶ―６の感染が原因

私はさまざまな症状を抱えた人の治療にあたっていますが、２０００年頃の秋からその

内容に顕著な傾向が見られるようになりました。

それは治療前に行う筋力テストですべての筋力が弱い反応を示したことです。この反応は、生命力が一定以上低下した時にのみ起こる現象で、すべての初診の患者に同じ反応が出るようになりました。そして20年以上経過した現在でも、同じ反応がすべての患者に出ます。それ以降、元気が出ない、すぐ疲れる、集中力がない、呼吸がしづらい、眠れない、起きられないといったいわゆる不定愁訴と呼ばれるような不調で通院する人が急に増えたのです。また、現在では生活習慣病と呼ばれる成人病や老人病、先天的な障害も治りにくくなりました。治療をして一時的に軽快しても、またすぐ悪くなってしまい回復しない、治りにくいケースが目立って増えてきたのです。

現代医学では自律神経失調症との病名がつけられます。緊張や興奮をつかさどる交感神経と、弛緩やリラックスをつかさどる副交感神経のバランスが崩れることで起こり、自分の意志ではコントロールできない体温調節や呼吸、心拍、消化などの生体機能に支障が出るというような説明が一般的にはなされていますが、これは間違いです。バランスが崩れるのではなく、自律神経中枢（脳幹）の機能低下が体を悪くするのです。

そして、その原因のほとんどは精神的ストレスである、というのが現代医学の言い分です。そう言われれば、誰でも一つや二つは、人間関係なり仕事なりで思い当たることがあるものですから、そのせいかなと思い込みがちです。

精神的ストレスは病気の原因にはなりません。現代医学では真の原因を突き止められない、あるいは突き止めようとしていないから実体のない、つまり私たちの体の中に器官や組織として存在していない心の問題にすり替えているのです。

また、特に訴えの多い疲労についても現代医学ではその原因や、人が疲労を感じるメカニズムはまったくといっていいほど明らかにされていません。疲労の原因物質といわれている乳酸も、近年の研究ではむしろ疲労を和らげるために増加する物質であることが分かってきています。

2000年頃の夏に当時としては異例の猛暑に見舞われた年がありました。その時期を境に治りにくい体調不良の患者が増えたことから、暑さによる免疫力低下を背景に、ほぼすべての人に潜伏感染しているとされるHHV—6が活性化して健康問題を起こしたと考えられます。つまり、猛暑で疲弊し生命力が落ちた脳の組織（具体的には中脳水道と呼ばれる第3脳室と第4脳室を結ぶ中脳の内腔のあたり）になんらかのウイルスが感染し、持続的な炎症を起こしました。そのため体はますます免疫力が低下し、そこへさらに勢いの増したHHV―6が棲みつき活動する、という悪循環に陥ったのです。もはや潜伏というレベルではなく、常に活発化しているのがHHV―6の特徴といえるでしょう。

2000年以降は、先天的な遺伝子異常よりもHHV―6の感染という後天的な要因のほうが、治りにくい病気を増やし人々の健康を脅かしているものとして非常に深刻であると考えます。

現代医学では自律神経の交感神経と副交感神経がバランスを取ることによって健康が保たれており、バランスが崩れるとさまざまな不調を引き起こすと説明していますがそうではなく、HHV―6の感染により脳幹の自律神経中枢が機能低下を起こし、生命力が低下するために不調が起こってしまうのです。

なお、自律神経中枢の機能低下は、生まれながらの頭蓋骨のゆがみや硬化によっても起こり、全身の器官、組織、細胞の機能低下を誘導します。生命力、免疫力が低下しているところにHHV―6が感染すると各組織の老化や硬化が進み、多発性硬化や慢性疲労症候群の症状を呈するのです。

菌やウイルスの感染と、それによる炎症は生まれつき弱いところに起こりやすくなります。糖尿病の人はもともとすい臓が弱いのに加えて細胞が栄養失調を起こしており、生命力や免疫力が低下しています。そのため、糖尿病でない人に比べてＨＨＶ―６の感染や活発な活動が惹起されやすい状態です。ＨＨＶ―６が弱いすい臓に感染して炎症を起こすため、病気の発症や増悪に至ってしまうのです。

私はＨＨＶ―６や７が、２０００年頃から日本に蔓延し、脳の視床下部にある自律神経系だけでなく全身の器官に感染して、機能低下を引き起こしていると考えます。

主にＨＨＶ―６の感染が自律神経中枢に及びその機能が低下すると、体液の流れが悪くなります。末梢で栄養や酸素を受け取る細胞の働きも低下するので生命力、免疫力が落ちてしまいます。脳脊髄液～間質液の流れが悪くなることにより脳に脳脊髄液がうっ滞し、病気を起こす最も重大な原因である脳に圧迫ストレスがかかっている表れともいえます。

このことでさらにＨＨＶ―６が増殖しやすくなり、特に、先天的に弱いところや老化により弱っているところでＨＨＶ―６での増殖が顕著になります。これにより、組織や臓器の劣化、硬化が多発的に起こるのです。

多発性硬化症という病気があります。聞き慣れない病名かもしれませんが、神経系の神経線維を包む、髄鞘と呼ばれる刀の「さや」のような部分に炎症が起こり破壊され硬くなるとされ、感覚障害や運動麻痺などの神経症状が繰り返し起こるのが特徴です。なお現代医学でいわれる強い症状を呈するものだけでなく、全身にわたり弱い炎症とそれによる硬化を起こすようなものも多発性硬化症であると私は解釈しています。ただし、そのなかでも先天的に弱いところや無理がかかっている器官では特に強い症状が起こります。

私は病院で自律神経失調症と診断された人のなかに、実は自律神経中枢へＨＨＶ―６が感染したことに起因する多発性硬化症のケースが多く含まれていたのではと推測しています。

同じくここ20年ほどの間によくいわれるようになった慢性疲労症候群やうつも、ＨＨＶ―６やＨＨＶ―７が脳の自律神経中枢へ感染して起こった炎症が組織を老化・硬化させ機能低下をきたした結果と考えるのが妥当です。極度の疲労や集中力の低下、痛み、眠りが浅いなどの睡眠の問題といった不快な症状は、ウイルス感染後に発症することが多いとされています。決して精神的ストレスのせいではないのです。

なお、ＨＨＶ－６は体内で増殖すればするほど全身の広い範囲で機能低下を起こすため、特定の場所での強い症状は現れにくくなります。しかし、認知機能の低下や免疫力の低下を背景としたがんの発症は早まる恐れがあると考えられます。そしてそれを裏付けるかのように、この頃から糖尿病、がん、認知症が急増しているのです。

コロナ後遺症の正体

昨今、新型コロナウイルス感染症の後遺症が話題になっています。風邪のような症状がおさまったあとも、倦怠感や頭痛、ブレインフォグと呼ばれる考えがまとまらずぼうっとしてしまう症状が続くといった報告が相次いでおり、看過できない状況です。

特に訴えが多く、コロナ禍になって初めて世間一般に知られるようになったブレインフォグなどはまさに脳の機能低下を象徴する症状といえます。さらに倦怠感は全身疲労の表れであることを考えれば、これは新型コロナウイルス感染症に起因するものではなく、体内に感染しているＨＨＶ－６あるいは7が活性化したために起こっているのではないかと推論できるのです。

現代医学では、罹患により感染症に対する恐怖心や療養のストレスが増し、うつ状態や不眠になって起こる可能性がある、と説明しているところもありますが、定量化できない精神的ストレスは病気の原因になるとは考えられません。

ＨＨＶ－６の感染が全身に及んでいるために間質液の流れが悪くなると、器官内圧が上昇するため脳脊髄液の吸収も悪くなります。それにより頭からの脳脊髄液の排出が不足することで脳内に脳脊髄液が滞留するため脳圧が上がり、頭の拡大と脳への持続的圧迫ストレスがかかります。そのために脳への栄養や酸素の供給が不足し、かつ老廃物や二酸化炭素が蓄積します。こうして脳機能が低下した状態がブレインフォグというわけです。

勢力の強いウイルスがほかの種類のウイルス感染を阻むウイルス干渉という現象があります。インフルエンザウイルスを例に挙げると、よく去年はA型が流行った、今年はB型が主流らしい、と毎シーズン特定の型が蔓延する傾向にあり、複数の型のインフルエンザが同時に流行るということはあまりありません。

新型コロナが席巻している間、インフルエンザによる死者は例年に比べ極めて少ないとの報告もあり、これも具体的なウイルス干渉の実例だといえるかもしれません。

日本は2022年夏の第7波こそ高い感染者数が話題となったものの、第1波からのトータルでは世界に比べ新型コロナの死亡者数や感染者数が突出して少ないことが分かっています。これもウイルス干渉によるもので、日本ではHHV—6、7が蔓延しているために、新型コロナウイルスの感染が世界に比べればさほど広がらなかったのかもしれないと考えられるのです。

そして、新型コロナ後遺症によると考えられている諸症状も実は、体内に潜伏感染しているHHV—6、7が活性化したために起こっているのではないかとも推論できるのです。

HHV—6、7はすでに20年以上、多くの日本人の体内に潜み活性化を繰り返しています。私は今後ますます慢性疲労や脳機能の低下、全身の不快な症状に悩まされる人が増えるのではないかと危惧しています。

［第3章］

体液循環を促し糖尿病の改善・予防に導く「脳呼吸」とは

体液循環が生命力、免疫力を上げるカギ

糖尿病が先天的なすい臓の弱さや老化で起こると聞いて、それでは今からなにをやっても改善しないのかとがっかりした人がいても当然です。

しかし、あとからでは変えられないと思われがちな先天的な原因にアプローチする方法は存在します。私の治療院ではその原因療法ともいえる根本からの治療を専門とし、今まで大勢の人の、なかなか治らない病気、難病と呼ばれる疾患を頭蓋骨の治療によって改善へと導いてきました。

そのベースとなるもう一つの考え方が「生命力、免疫力は体液循環を良くすることで向上する」ことです。

免疫力は、自然治癒力、自己治癒力などともいわれるように、私たちの体が自らを病気から守っている力です。

これを具体的に担っているのが体液循環なのです。体液循環が円滑に行われれば細胞一つひとつに至るまでしっかり代謝が行われ、エネルギーが十分に作られるとともに、病

原体を排除する免疫力も高いレベルで維持することができます。しかし体液循環が不十分になると、末端組織の細胞に栄養と酸素を十分に供給できないためにエネルギー不足に陥り、病気に対する抵抗力が落ちてしまいます。

体液循環とは、大動脈～小動脈の血管系やリンパ系のみでなく、毛細血管から先の間質液までを含めた一連の流れを指します。そして細胞に栄養や酸素を直接届けるのは血液ではなく細胞間を流れる間質液であり、血管系と連動していながらも別の経路とみなされます。しかし現代医学ではこの部分が解明されていない（あるいは目を向けようとしない）ために、細胞への栄養不足、酸素不足による健康上の諸問題が放置されたままになっています。

しかし間質液が細胞を浸しており循環が起こっていることが明らかならば、必ずそのメカニズムは存在するはずです。この部分、すなわち末梢の細胞への体液循環に、細胞外液の一つであり、神経系を介した脳脊髄液の循環が関わっているというのが私の考えです。

脳の呼吸が体液循環を促す

体液を循環させるメカニズム、と聞いて多くの人は心臓のポンプ機能を思い浮かべると思います。

確かに、心臓は拡張と収縮を繰り返して動脈血を全身に巡らせるポンプの役割を担っています。しかし、現代医学では解明がされていない、血管系とは経路を別にする脳脊髄液の循環および、人の全血管の99%を占める毛細血管の血流や体液循環に大きな役割を果たしている臓器は、実は心臓ではなく「脳」なのです。その仕組みを簡単にいえば、人間の目では見えないレベルで頭蓋骨が伸縮し、そのときに生じる圧力によって体液循環を促しており、この一連の動きを「脳呼吸」といいます。

硬いはずの頭蓋骨が伸縮するなんて、と信じ難い人もいると思いますが、実は骨と一口にいってもその性質は体の部位によって違い、頭蓋骨を構成する骨はタンパク質の一種であるコラーゲンを主体とし非常に柔軟性があります。一方、重いものを持ったり体重を支えたりすることで強い力が常時かかりやすい腕や足は、カルシウムが多く硬度の高い骨になっています。

さらに頭蓋骨は、全体が1個の骨でできておらず、15種類22個もの骨から成り立っています。このうち下顎の下顎骨以外は骨同士の継ぎ目がコラーゲンにより接着されています。骨自体だけでなく継ぎ目にも柔軟性があるため頭蓋骨は大きくなったり小さくなったりするのです。

脳脊髄液が体液循環の源流

脳呼吸は、頭蓋骨のうち耳の上にある側頭骨鱗部（側頭鱗と呼ばれる骨の薄い部分）と、その他の骨の柔軟性に富んだ部分、そして頭蓋骨の結合の複雑な動きによる頭の動きであり、その原動力となるのが脳脊髄液の生産とその抑制です。

脳は脳脊髄液に浮かんでおり、そのクッション作用によって保護されているのですが、脳脊髄液が生産される場所は、脳室と呼ばれる脳内で区分けされた部屋の中、とりわけ大きい第3脳室、第4脳室と呼ばれるエリアにあります。脳脊髄液は両脳室につながっている脈絡叢という部分で、血液を材料として常時作られるのです。そして脳室および脳のくも膜下腔と呼ばれるスペースにたまり、それによって頭蓋骨がふくらみます。脊髄も約２秒ふくらみます。

脳脊髄液が生産され脳内での容量が増えると、脳圧が高くなります。それが一定の高さに達すると生産は抑制されます。そして、頭蓋骨の弾力で頭が縮小したときに、その圧力で脳脊髄液のほとんどが脳から体へと流れていくのです。それにより脳圧が一定のレベルまで下がると生産が再開され、頭が拡張します。

これを繰り返しているのが脳呼吸なのです。脳呼吸に伴う頭の収縮と拡張は、健康な成人で１日に２万回以上も絶え間なく繰り返されています。

毛細血管、間質液、静脈血、リンパ液に重要な体液循環を担っているのがこの脳呼吸です。現代医学では、脳脊髄液は頭蓋から脊柱管内を循環し、余分な脳脊髄液は頭頂部で静脈血に吸収されると説明されていますが、それだけではありません。末梢神経を通って末梢の器官・組織に吸収されます。

人体の組織はつきつめれば大中小さまざまな大きさの、水の入った袋で構成されています。脳呼吸で頭が小さくなり脳脊髄液が脊髄から末端の器官内へと流れ込むと、器官はわずかに膨らみます。その後頭が大きくなると器官内圧は下がり、わずかに膨らんでいた器官も小さくなります。こうした器官の拡張と収縮によって、血漿が毛細血管から間質液の中へ絞り出されます。血漿は間質液と一緒になって細胞へ栄養や酸素を与え、老廃物や炭酸ガスを吸収します。これを組織呼吸といいますが、脳呼吸にはこの組織呼吸も含まれます。

こうした仕組みで、末梢の間質液に至るまで体液が体のすみずみまで届き、袋を構成している膜を介して細胞に栄養や酸素を届けたり不要物を回収したりし、全身の細胞を活性化させます。

また、末梢の間質液が毛細血管から静脈に入る流れや、毛細リンパ管から吸収されてリンパ液になる流れも脳呼吸が担っています。私たちが寝ている間も休みなく間質液静脈血やリンパ液が流れているのは脳呼吸のおかげなのです。

肺呼吸は約４秒に1度の頻度ですが、これを一日あたりに換算すると約2万２０００回になるので、脳呼吸は肺呼吸とほぼ同じ回数繰り返されていることになります。これは脳呼吸と肺呼吸が連動していることを表しています。

そもそも肺は、胸腔（肺がおさまっている胸部の空間）が広がって膨らむと、胸腔内の気圧が外より低い陰圧になり、空気が吸い込まれるようにできています。そしてこのような仕組みをもつ肺呼吸を維持しているのは、ほかでもない脳の自律神経中枢です。

脳呼吸で頭蓋骨が大きくなったり小さくなったりする動きは、脳と脊髄硬膜を介して仙骨から背骨に伝わり、脊髄や脊椎が連動して進展や収縮（または屈曲）をすることで行われ、この動きが呼吸中枢にも関わっています。

頭蓋骨が拡張して頭部が大きくなると、脊椎の伸展と同時に胸腔も広がり、陰圧になります。そのため、肺に空気が流れ込む、すなわち息を吸い込む状態が起こります。

一方、頭蓋骨が縮小して頭部が小さくなると、脊椎の屈曲と同時に胸腔が狭くなります。これにより肺の中でガス交換を行う肺胞も、ガスを外に出して小さくなります。これが息を吐くという状態です。

脳呼吸と肺呼吸はこのように連動し、1分間に約15回ずつ、リズムが一致するように行われるのです。まず脳呼吸が始まり、それにより肺呼吸が起こることから、私は脳呼吸を

「第一次呼吸」と呼び、それにつれて起こる肺呼吸を「第二次呼吸」と呼んでいます。

新生児は母体から出て初めて、肺呼吸をします。それまでは母体内の羊水の中で、胎盤やへその緒から血液を通して酸素と二酸化炭素の受け渡しをしています。時々羊水を飲んだり吐き出したりしていますが、空気を吸ったり吐いたりする呼吸はしていないのでおぼれることはありません。

そして体の外に出てくると、外圧が下がり頭が拡張します。これにより先に説明した胸腔が広がるので、息が吸えるようになり、吐き出すときに「おぎゃー」と産声を上げるのです。産声を上げるために息を吸ったときから、赤ちゃんは肺呼吸を始めます。このことからも、脳呼吸が第一次呼吸として、肺呼吸を誘導することが分かると思います。

すべての病気の原因には親から受け継いだ遺伝子に加え、母体内で頭蓋骨が圧迫を受け歪曲、硬化を起こすことによる遺伝子の突然変異も関わっています。

また、分娩時に産道を通るとき、新生児の頭部には強い圧力が加わります。そのとき頭の硬い赤ちゃんは難産となり、なかなか産声を上げないケースもあります。脳呼吸が始まらないために、肺呼吸も起こらないということです。

生まれてからスムーズに肺呼吸が起こらない場合は新生児呼吸障害が疑われ、そのなかには体が弱く病気にかかりやすかったり、先天性の疾患が見つかったりするケースも少なくありません。これにも胎児期に脳呼吸が妨げられていたことが関係しているのではと推測されます。

通常、無事に生まれた赤ん坊は長くても1分以内に頭が膨らんで脳呼吸が開始されます。それにつれて肺呼吸を始めて「おぎゃー」と泣き出します。

ところが、なかには出産により母体の外に出てきても、すぐに産声を上げない赤ん坊がいます。これは頭の拡張が起こらず脳呼吸が始まらないと、肺呼吸も始められないからです。そのようなとき、昔は助産師が足を持って逆さ吊りにしたものでした。そうすれば脳呼吸が始まり、それに次いで肺呼吸が始まることが経験として知られていたのです。

仮死状態の赤ん坊を逆さにすると頭に血が流れ込み、頭が拡張します。そこで息を吸い込んだ赤ん坊を抱き背中を叩くと、今度は脳脊髄液が胴体のほうに流れ、頭が小さくなるのです。すると赤ん坊は息を吐き、産声を上げるというわけです。

逆さにすることは仮死状態の赤ん坊の命を守る有効な方法なのに、最近は産科の医師でも通常、このような対処をしません。医学部で教えないため知らないのです。

脳呼吸が妨げられると脳が圧迫ストレスを受ける

脳呼吸が問題なく行われ、間質液がスムーズに体内循環していれば、体はすみずみの細胞一つひとつに至るまで栄養や酸素がいきわたり、あらゆる器官や組織が十分に活性化している状態になると考えられます。裏を返せば、病気や不調のある人は脳呼吸に問題があるから、間質液の停滞が起こり、細胞の劣化が起こっているのです。

脳呼吸が不全となる原因は先天的、後天的ともにあります。先天的な原因は遺伝子異常による頭蓋骨の歪曲と硬化です。老化とともに硬化も進みます。一方、後天的な原因は蓄積疲労による生命力の低下が考えられます。

生命力が低下し間質液の循環に不足が生じるため、器官内がむくむことによって器官内圧が上昇します。そうすると脳脊髄液の吸収が悪くなるので結果的に脳や脊髄、くも膜下腔に脳脊髄液が滞留し頭蓋骨は拡大したままになってしまいます。つまり、頭蓋骨の膨張と硬化が起こるということです。

健康であれば、一定のリズムで拡張と収縮を繰り返すはずの頭蓋骨の形状や質が、後天的に悪くなっているために動きが悪くなり、脳呼吸が十分に行われないのです。

頭蓋骨の拡張や硬化があると、自律神経が位置している脳幹も圧迫されます。脳幹の中にある間脳には、生体機能をつかさどる自律神経中枢があります。自律神経は体液循環の中枢も担っていますから、ここが圧迫を受け機能低下すれば脳呼吸も妨げられ、それによって脳脊髄液も体へと流れていかなくなります。

本来、脳から体へと流れていくべき脳脊髄液が脳にたまったままになってしまうので、脳は内側から圧迫を受けます。

脳呼吸が妨げられ、脳脊髄液の循環が停滞すると、それによって脳に脳脊髄液がたまり、頭が大きくなって圧迫ストレスが増す、という負の連鎖が生じてしまいます。

脳呼吸の状態が良好でないと、全血管の99%を占める毛細血管の中の血液や間質液の流れが悪くなるため、心臓から送られてきた血液は小血管、中血管、大血管の中に充満します。これがいわゆる血圧の高い状態を作ります。つまり、たまった血液で内側から血管壁に圧がかかる、すなわち血管の内圧が上昇するので硬化が進むのです。

図表１　身脳脊髄液の循環図

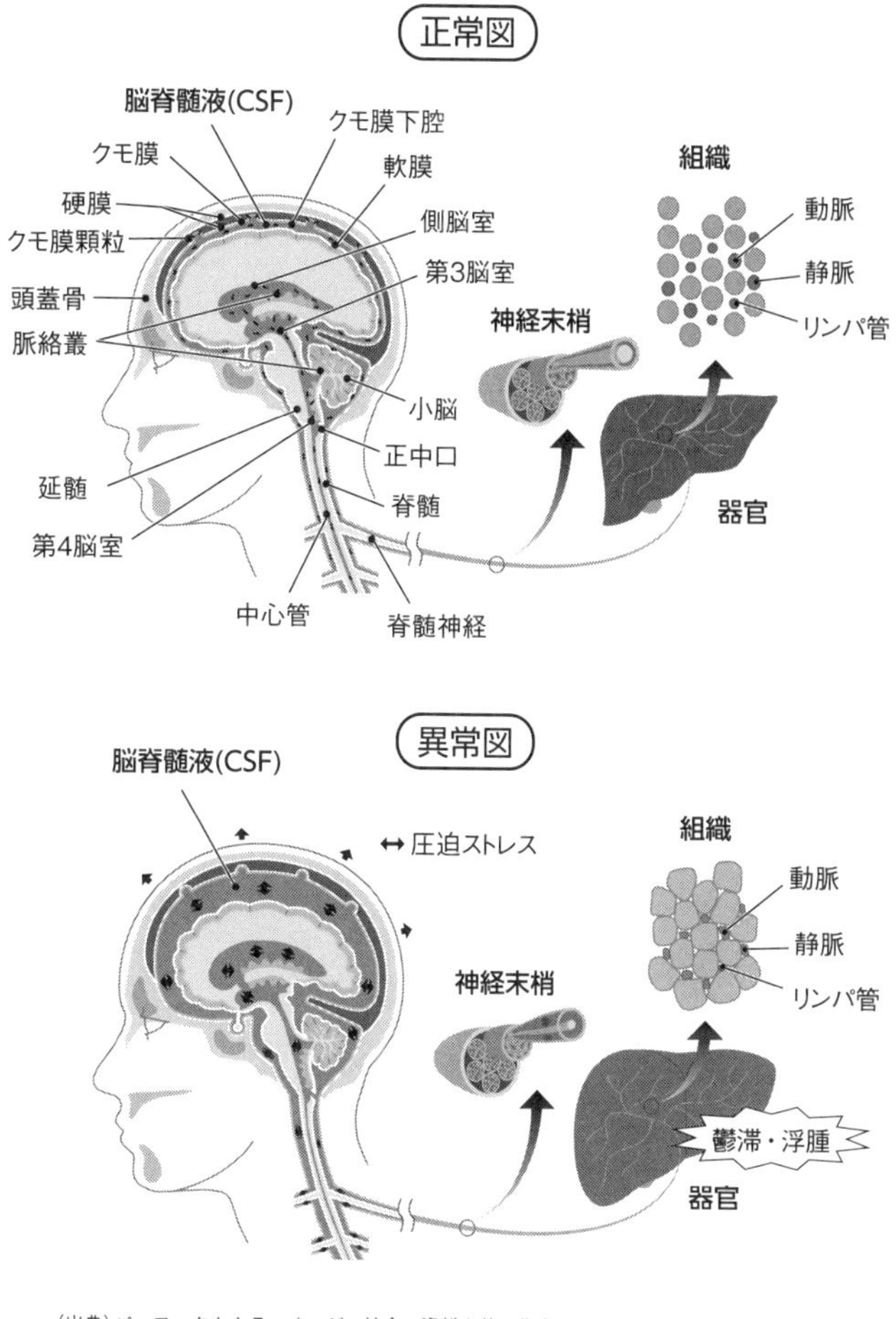

（出典）パーフェクトクラニオロジー協会の資料を基に作成

しかも、毛細血管の中の血液成分である血漿が毛細血管から排出されにくくなり、毛細血管の中も滞った血液が充満してしまいます。

糖尿病の場合、血中に糖分が多く含まれているため、その糖分（ブドウ糖）と、血液のタンパク質が結合し、糖化を起こします。

糖化はもともと、食品の分野でよく知られている反応です。例えばホットケーキにこんがりとしたほどよい焼き色がついていると食欲をそそるものですが、これはホットケーキに含まれる糖と、卵や牛乳などのタンパク質が加熱によって結びつき、化学反応を起こした糖化の一例です。

糖化は、１９００年代の初めにメイラードというフランスの科学者によって発見されたので、別名メイラード反応とも呼ばれています。食品の分野ではこの特性を活かし、風味や味を良くする技術などに応用されています。

しかしこれが人間の体の中で、となるとやっかいなことになります。

体の中で糖化が起こると、ＡＧＥｓ（エイ・ジー・イーズ／Advanced Glycation Endproducts）と呼ばれる化合物が作られます。これが器官や組織に蓄積されると、目に見えない炎症を起こし痛めつけ、劣化させてしまうのです。

糖化は病気にかかっていない人でも、加齢により自然な老化現象として起こってきますが、特に糖尿病があると血液中の糖が多いために、進んでしまうと考えられています。

さらに、血中に糖分が多くなると活性酸素も増えることが分かっています。活性酸素とは、私たちが呼吸で取り込んだ酸素を使って、体内でエネルギーをつくりだすときにできる副産物で、酸素の分子が電子を一つ多くもった不安定な状態です。そのために細胞を傷つけてしまうといわれています。

この活性酸素が、血管においては、最も内側にある内皮細胞を傷つけるとされています。内皮には血液と直に接し、血液が固まるのを防いだり、血管の広がり方を調節することで血流をコントロールしたりする機能があります。活性酸素によってその機能が低下し、血管自体も劣化してしまうとされています。

よって糖尿病においては糖化に加え活性酸素によるダブルのダメージが血管に及び、動脈硬化が進んでしまうのです。

脳脊髄液の「目詰まり」が不快な自覚症状を起こす

なんらかの器官が不調に陥ったときや、体が疲労したとき、その部分には脳脊髄液がスムーズに流れておらず、停滞しています。分かりやすくいえば目詰まりを起こしているのです。

生まれつき発育が悪く、老化のスピードも速い器官や組織にはこれが起こりやすくなります。脳内では常に脳脊髄液が作られていますが、それが器官・組織へと出ていかず神経の中にたまるからです。

蓄積疲労があると、脳脊髄液の吸収が悪くなって頭が大きくなり、柔軟性を失って脳圧が上がったままになってしまいます。これも脳への圧迫ストレスになります。疲労するほどの強い運動が糖尿病を悪化させる危険性があるのはこのためです。

脳脊髄液をはじめとする体液の循環が良ければ、体調も良いと感じられるはずです。しかし、どこか一部が目詰まりを起こし、流れが悪くなると、体調も万全であるとは感じられなくなります。

分かりやすい例では腎臓が挙げられます。腎臓は体内での代謝物質をろ過し不要物を尿として排泄したり、リサイクルして再び体に戻したりする働きがあります。先天的に腎臓の弱い人が、例えばきつい運動や睡眠不足などで疲労し脳への圧迫ストレスを起こすと、体液循環が悪くなり腎臓が目詰まりしやすくなります。そうすると全体的にはそう不調に見えなくても、腎臓がむくみ疲労感が強く出ることになるのです。腎臓疾患のある人は重だるさを訴えることが多いのですが、これは腎臓の疲労によるものなのです。

脳への圧迫ストレスは睡眠不足や運動といった後天的な要因で悪化します。食事、気圧や気温の変動、菌の感染や増殖は急性的要因といえます。慢性的な要因としてはHHV−6、7の増殖が最大のストレスといえます。

疲労の蓄積は、腎臓の疲労と脳（自律神経中枢）の疲労の大きく2つがあります。腎臓が疲労すると例えるなら体の中にゴミがたまった状態になりますし、自律神経中枢が疲労すると脳脊髄液をはじめとした体液循環が滞ります。そうすると細胞へ栄養が届けられずエネルギー不足に陥り、どちらも全身の臓器、筋肉、血管といったあらゆる器官や組織の疲労につながります。

悪くなった臓器は内臓体壁反射でわかる

全身の内臓や器官は、神経やホルモンによってコントロールされています。

そして神経を経由して脳脊髄液が器官に送り込まれています。脳脊髄液の詰まった器官は押すと硬くなっていて、反射的に次の４つの指標を示します。これを内臓体壁反射と呼びます。

① 頭蓋骨に小さな凹凸が生じる
② 特定の脊椎の変位を起こす
③ 特定の筋肉の緊張と筋力の弱さを示す
④ 特定の部位または筋肉に痛みが生じる

体は一定以上の生命力、免疫力が低下してしまうと、これらの指標が明確でなくなります。しかし、患者を問診することによってある程度悪くなっている器官を推察することはできます。

例えば、狭心症の人はしばしば肩や上肢の痛みを訴えます。高血圧の人は一般的に動脈硬化が原因とされていますが、内臓体壁反射を見ると血管ではなく胆嚢で反応します。糖尿病の場合は、のどの渇きや皮膚のかゆみを訴えます。メタボリックシンドロームでぽこんとお腹が出ている人は、肝臓や甲状腺が弱いことが分かります。

まず脳呼吸を整え、間質液の流れを良くして免疫力を回復し、さらに老化した自律神経や骨髄を若返らせると、脳脊髄液の流れが強くなり、悪くなっている（老化が進んでいる）器官で脳脊髄液が詰まるといった現象が起こるので、内臓体壁反射は明確となります。

器官を限定して治療を行うと、内臓体壁反射は消失し、硬くなっていた内臓器官は柔らかくなり、症状は消えます。

治療前に検査をし、治療してからも再度検査を行うことが重要です。そのようにして反応が消えたことを確認してから再び脳脊髄液を増産し、検査と治療を繰り返すことで体の悪いところを治していくのです。

私の治療は、病名に対してのみ治療をするのではありません。総合的に体の悪いところを見つけて治していくのです。

全身に症状が及ぶ糖尿病は、不調を自覚しにくい

日常生活のなかで、どこか一カ所怪我をしてしまったとします。ほかは元気なのにそこだけ傷があって痛むと、どうもそこだけが気になって仕方がないなんて経験のある人は多いと思います。一方、例えば腰も痛いし肩こりも気になる、耳鳴りもして……などとあちらこちらに不調を抱えていると、一つひとつの症状はそう強く感じられず、なんとなく全身がつらい、といったように漠然と体全体が不健康であることを実感する、というようなことがあります。

実は、私たちが感じる自覚症状は、脳脊髄液の目詰まりが何カ所あるかによってその度合いが変わってくるのです。

目詰まりが一カ所だけの場合、そこの部位に痛みなどの症状が強く感じられやすいのですが、目詰まりが体のあちらこちらにあると、かえって個々の症状は感じにくくなるのです。

目詰まりが多いということは、それだけ脳脊髄液の流れが停滞していることを示し、その先の体液循環も悪くなっているので、細胞への栄養や酸素の供給が途絶えているところが多いといえます。器官や組織は細胞からできているので、目詰まりが多いということは当然、多くの器官や組織が悪くなっているということであり、ひいてはその人の生命力が低下しているといえます。そのために、不調に対する感受性も弱まってしまい、症状が感じられにくくなるのです。

例えるなら水道管の破れのようなもので、水道管も一カ所に穴があくとそこからぴゅーっと勢いよく水が噴き出してくるものですが、何カ所も穴があけば、水は漏れてきても、一カ所のときほどには勢いがなくなります。水道管自体はぼろぼろになっているものの、一つひとつの穴からはちょろちょろとしか水が出てこないので、ぱっと見は目立ちません。これと同じようなもので、脳脊髄液が多くの場所で目詰まりを起こしていると全身状態は悪いものの、症状が分散し感覚も鈍っているので、自覚症状もあまり感じられなくなってしまうのです。

糖尿病は血液中の糖が細胞にうまく運ばれず利用されないために、全身が栄養失調状態に陥る病気です。続発症も眼、脳、心臓、腎臓、足など主だったものを挙げるだけでも全身にわたり起こり得ることからも分かるように、全身の血管がぼろぼろになるために血流も含めた体液循環が体のあらゆる器官や組織、神経において滞りやすくなります。それがゆえに、生命力が低下しているにもかかわらず、これといった自覚症状がないまま進行を許してしまうケースがあとを絶たないのです。

脳呼吸の不全が免疫力の低下を引き起こす

脳脊髄液の循環が滞り、頭が大きくなると、脳からつながる神経の入っている管も脳脊髄液で膨らむことになります。つまり脳だけでなく脊髄や神経も圧迫されて、機能が低下してしまいます。

まさにこれは脳呼吸が十分に行われないことで起こる脳への圧迫ストレスが原因である、と説明がつきます。

こうした一連の作用機序は、精神にも影響を及ぼします。情緒不安定や意欲減退、うつなどの状態を起こしやすくなります。

脳に圧迫ストレスがなく、自律神経中枢が十分に機能していれば、免疫力も高い状態で保たれますので、例えば体に入ってこようとする細菌やウイルスなどの病原体を駆逐することができます。

免疫システムは大きく分けて、皮膚や粘膜などの体の表面に待機し病原体を侵入させないようにする部隊と、その守りをすり抜けて体内に入ってきてしまったものを攻撃する部隊の2つがあります。前者はいわば守衛、後者は兵士のようなものです。免疫力が高ければ、おおごとになる前に敵を追い出すことができますから、体内で待機している攻撃部隊は温存できるのです。

その主要な攻撃部隊の一つが、脾臓にあります。脾臓は肋骨のすぐ下に位置するにぎりこぶし大ほどの臓器で、免疫を担うリンパ球が集中しており脾臓リンパ系と呼ばれています。

もし脳に圧迫ストレスがかかり、自律神経中枢の機能が低下すると、免疫力も落ちてしまうので、外敵である病原体が侵入しやすくなります。そうなると攻撃部隊を温存しておくわけにはいかなくなり、脾臓リンパ系が頑張らなければ感染症にかかってしまい、体が病気に冒されてしまいます。

それにより脾臓リンパ系が疲労してしまうと、免疫力はますます落ちてしまい、ＨＨＶ―６などのウイルス感染を許して体も疲労し、あちらこちらが痛くなったり、元気が出ない、集中力が続かないなどの体調不良をきたしてしまいます。

さらにいえば、疲労や痛みがあると人はうずくまったり、前かがみになったりするなど、姿勢も悪くなります。それがますます、体の痛みや血液、体液循環の不良を起こすという悪循環になってしまうのです。よく凝りや痛みは姿勢のせいだといわれますが、実は逆で体調が悪いから姿勢が悪くなるのです。

いかに、脳呼吸の不全が脳の圧迫ストレスとなり、多岐にわたる健康問題を引き起こすかが分かると思います。

なお、頭が大きくなるということは自律神経が刺激され、肋間筋が収縮して上にもち上がり横隔膜は下がります。すると胸腔内の内圧が下がって息が吸い込まれます。つまり、頭が大きくなったままで小さくならなければ息を吸ったままの状態になってしまい、下がった横隔膜によって心臓は下に引っ張られて細長くなり血管も引っ張られて狭心症の要因になるなど、心肺機能の低下につながります。

生活習慣病はまやかしの病名

現代医学で生活習慣病と呼ばれている病気は生活習慣のせいでかかるのではなく、生まれもった体質の問題によって引き起こされます。そのおおもととなる頭蓋骨の歪曲や硬化は体質をつくり、蓄積疲労は間質液の循環を悪くして頭からの脳脊髄液の排出が悪くなるために頭蓋骨は拡張・硬化して脳に圧迫ストレスを与えます。このことは全身の一つひとつの細胞のエネルギー不足を招き、免疫力、生命力の低下をきたします。

これが、人が病気になるメカニズムの全容です。決して糖尿病だけではなく、おしなべて生活習慣病と呼ばれている病気にすべて当てはまります。

主な病気についての考察をまとめてみました。

〈心筋梗塞〉

心臓に栄養や酸素を届ける冠状動脈が血栓やプラークで詰まり発症するのが心筋梗塞で

す。その前段階として、詰まりかけの状態である狭心症がありますが、いずれも横隔膜の先天的な硬さが関係していると考えます。

横隔膜が発育不全により硬くなっていると下がり、それによって常時心臓に、下へ引き下げる力がかかります。極端にいえば心臓が下に引っ張られ細長くなるのです。これが血管の内腔を圧迫し血流を悪くするなどして血栓が作られやすくなります。

また、血栓が作られるということは造血機能にも問題があり、骨髄の発育不全が原因として考えられます。健康な人よりも老化スピードが速く弱った骨髄でＨＨＶ－６の活性化と増殖が進み、さらなる機能低下を起こすために血小板に異常が生じ血栓が作られやすくなるということです。

〈脳梗塞〉

脳梗塞は脳の血管に血栓が作られ、詰まってしまうために起こる病気です。先天的に血管が弱いことに加え、高血圧がトリガー（発症の引き金）になります。

高血圧は一般的に動脈硬化が原因と思われがちですが、それだけではなく胆嚢の発育不全と老化も関係しており、むしろそちらの影響のほうが大きいと私は考えます。
というのも、高血圧の患者において内臓体壁反射の反応を見る施術を行うと、血管に反応することはまずなく、胆嚢が異常に反応するからです。そこで胆嚢を標的とした施術を行うと血圧がすみやかに下がり、高血圧の人に多いふらつきやイライラもおさまってくることがほとんどです。

〈くも膜下出血〉

くも膜下出血は、脳を外側から包んでいる硬膜・くも膜・軟膜と呼ばれる3つの膜のうち、くも膜と軟膜の間で出血し激烈な頭痛や吐き気などを起こす病気です。出血量が多いと意識を失い突然死の原因にもなります。脳の動脈にできた腫瘤（脳動脈瘤）が破裂し起こるとされていますが、その原因は、先天的な血管の弱さにあります。このために劣化、老化が進みやすく、高血圧を背景に腫瘤が形成されやすくなるのです。それがなにかのきっかけで血圧が急激に上昇すると破裂し、出血を起こします。
この病気も心筋梗塞と同様、高血圧がトリガーとなるので胆嚢が関係します。普段からふらつきやめまいのある人は要注意です。

〈メタボリックシンドローム〉

メタボリックシンドロームは肝臓と甲状腺が先天的に弱いと起こりやすいと考えます。甲状腺は脂肪の代謝をコントロールしている器官なので、機能低下をきたすと脂肪が蓄積されやすくなるのです。

また、肝臓が弱いと消化器全般の血流が悪くなるため、代謝が悪くなり内臓脂肪が蓄積されやすくなります。内臓脂肪は、皮膚の下に蓄積される皮下脂肪とは違い、体全体を包んでいる深筋膜の内側の腹腔内にたまるため、深筋膜が膨らみ、その結果頭蓋骨も大きくなります。頭蓋骨が膨らむと脳の自律神経中枢も圧迫による機能低下を起こし、免疫力、生命力を低下させます。つまり肥満が頭蓋骨の拡大や硬化をもたらし、それによる脳への圧迫ストレスで起こる自律神経中枢の機能低下が全身を弱らせ、そのために代謝が悪くなりますます内臓脂肪がつきやすくなる、という悪循環が起こってしまうのです。

なお、生命力が弱い人の外見上の特徴は、後頭部が平ら（いわゆる絶壁）であることです。そして、生活面では朝なかなか起きられない特徴をもちます。

〈アルツハイマー型認知症〉

血行不良による脳細胞への栄養不足や、体内常在ウイルスであるＨＨＶ―６の活性化に加え、体液の一種である脳脊髄液の循環が滞ることによる脳圧の上昇と、それに伴う脳機能の低下も発症に関係しているものと考えます。ＨＨＶ―６の感染が骨髄と自律神経系の機能低下を起こし、免疫力や生命力が低下するのです。

現代医学では、脳には血液脳関門や血液脳脊髄液関門と呼ばれる関所のような仕組みがあるために、脳には原則、感染症は起こらないといわれています。しかし現代医学は、脳脊髄液が末端の器官に流れ込んでいることを知りません。ＨＨＶ―６は、末端器官にある脳脊髄液を介して容易に脳へ侵入することができるので、脳への感染も可能なのです。

〈がん〉

がんは脳下垂体をはじめとするホルモン系とすい臓が先天的に弱いことで発症しやすく

なります。また、自律神経中枢である脳幹の機能低下による全身の神経的なコントロール不良により、先天的に弱い器官や組織がさらに弱くなるので、そこにがんが発症しやすくなると考えられます。

人の体は自律神経により自動的に調節されるのと同時に、ホルモン系によっても体の諸機能は調節されています。この調節機能が低下すると、先天的に弱い器官や組織の細胞で、生体の制御に反してがん細胞の過剰増殖を起こします。

そもそも健康な人でも毎日数千ものがん細胞が体内に発生しているといわれています。赤ん坊でさえ1日に1000～2000個も増殖しているともいわれます。しかしそれでもがんとして発症しないのは、体内の免疫システムが働き、リンパ球などの免疫細胞によって処理されているからです。

しかし免疫力、生命力が低下するとがん細胞は大量に増殖します。その増殖の状態によりいわゆるステージが決まります。がん予防、がん治療ともに決め手となるのは免疫力アップ、生命力アップなのです。

［第4章］

脳脊髄液を全身に循環させる CSFプラクティスの施術とホームケア

先天的な弱点を改善し、自然治癒力を高める

私たちの生命力、免疫力をコントロールしているのは体液の循環であり、その原動力は脳呼吸にあります。健康になるためには、自律神経中枢が十分に機能し、脳脊髄液が滞りなく循環していることが不可欠です。

しかし、頭が膨らみ、硬くなったままで脳脊髄液の流れが悪くなっていると、脳に圧迫ストレスがかかり、細胞が十分に活性化することができません。そうなると当然、全身の健康状態が悪くなります。特に先天的に弱い臓器や組織には顕著にダメージが及びます。

こうした状態を改善するには、十分な脳呼吸を回復し、脳脊髄液の排出（循環）を改善して脳の圧迫ストレスを取り去ることが不可欠です。それによって体液循環がスムーズになれば細胞の一つひとつに栄養がいきわたり、生命力、免疫力が高まり病気を撃退できるのです。

体を構成している器官や組織はすべて細胞からできています。ですから、どのような病気や症状であっても細胞の働きを良くすれば改善へ向かいます。

なんらかの病気や症状に対して、現代医学の行う治療法は、ほとんどが表面に現れている症状や疾患に対処する対症療法です。薬で症状を抑えることが主目的であり、その症状を起こしている真の原因まで踏み込んだ治療は行われていません。

一方、私の治療院での施術は、さまざまな症状・悩みの真の原因にアプローチし解消することを目的としています。また、特定の病気や部位だけを見て施術を行うのではなく、体全体を診る総合治療を行っています。それがＣＳＦプラクティス（脳脊髄液調整法）です。

ＣＳＦとは脳脊髄液を意味するCerebroSpinal Fluidから取ったものです。この治療法の基本であり、最大の目的ともいえるのは、脳呼吸をスムーズに行えるようにし、脳脊髄液を滞りなく循環させて脳への圧迫ストレスを軽減することです。

脳脊髄液の流れが良くなれば、末梢への間質液の流れも良くなります。間質液には一つひとつの細胞に栄養や酸素を届け、老廃物や炭酸ガスを回収する働きがありますので細胞が活性化しエネルギーを生み出せるようになります。これにより全身の生命力、免疫力が活性化し自然治癒力が高まります。

自然治癒力とは、その人がもっている自ら治す力です。すべての症状や病気はこの自然治癒力により改善に向かうのです。

体液の循環を良くしたうえで、ＣＳＦプラクティスでは個々の患者の状態に応じ、先天的に弱い器官や組織（老化や硬化を起こしている器官や組織）を若返らせる施術を行います。たとえ生まれつきであっても諦める必要はありません。

私の治療院ではホームケアも指導しており、それを続けることでも健康増進に一定の手ごたえは得られますが、糖尿病をはじめとする慢性疾患の場合は、治療のプロによる施術を受けることで、格段にレベルの高い効果が得られます。

「協調的刺激」で細胞を活性化し生命力を上げる

ＣＳＦプラクティスの最大の特徴は脳に対する施術であるということです。よって非常にソフトでデリケートなテクニックを用います。

先天的な弱点まで改善に導けるなら、患者にとって刺激の強い、負担の大きな施術ではないかと不安をもつ人もいるかもしれませんが、ＣＳＦプラクティスは強い力をかけて器官や組織を治すものではありません。

一般的な整体院やカイロプラクティック、マッサージが主体の治療院に通い慣れている人は痛気持ちいいくらいの感触が体に効くように思っているかもしれませんが、こうした強めの刺激は生体の防御反射、つまり体が刺激に反応し抵抗する力を利用して神経を刺激し、血流を促すことに主眼のおかれた手技です。鍼灸なども含め、広い意味で体を侵襲する（傷つける）ものなので、侵襲的刺激といえます。

侵襲的刺激による強い押圧を加えると、その部位の狭い範囲は血行が良くなり凝りや痛みが和らぐ感触が得られるかもしれませんが、それによって脳に直接的な働きかけが行われるわけではなく、治療効果ももちろん得られません。

それに対してＣＳＦプラクティスでは、体の防御反応が起こらない程度の軽微な刺激を利用します。これを私たちは「協調的刺激」と呼んでいます。

この協調的刺激で上手に押圧すると、その部位は確かに深く広くへこむのですが、風船の一部を押したときと同じように、そのほかの部分は逆に膨らみます。これは、体液が押圧されている部位から移動するためです。

その体液の移動によって、周辺の細胞にごく弱い圧力がかかり、わずかな変形が起こります。それにより細胞が活性化し、生命力、免疫力が回復していくのです。

この押圧法のテクニックはたいへん高度なものですが、習得した施術家は体の一部への協調的刺激によって、全身の細胞を活性化することができます。

自律神経の働きを高める「筋膜ポンプ」「ソフトブロックテクニック」

協調的刺激の代表的な施術が筋膜ポンプとソフトブロックテクニックです。

筋膜ポンプとは、体表から協調的刺激を与えて皮膚の下で全身を包む深筋膜という大きな袋に働きかけることで、全身の細胞の活性化を促す施術です。防御反応が起きないよう、筋膜に対し柔らかく垂直に弱い圧をかけると、その部分はへこみ、つながっているほかの部分は膨らんでいきます。こうして無理なく深筋膜を変形させて体液の移動を起こさせるのです。そうすると全身の細胞が刺激を受け、細胞膜では電位的な活性が生じ、細胞内液と細胞外液の移動が起こって、細胞の活性化が促されます。

例えば、ふくらはぎを押すと、その部分はへこみ周囲が膨らんでいく結果として、頭が大きくなります。これは、協調的刺激による体の部分的な変形が、全身に伝わっていくことによります。協調的刺激は防御反応が起こらないので、脳にも働きかけることができ、自律神経中枢の機能を高め、生命力、免疫力をアップさせることができるのです。

この筋膜ポンプは、ＣＳＦプラクティスの基本の施術ですが、プロの治療家でも非常に高度なテクニックを要し、習熟が求められます。そこで、よりシンプルな手法として「ソフトブロックテクニック」という施術を開発しています。

ソフトブロックとは、楔《くさび》のような形状をした矯正器具で、これを使用することで、誰もがもっている体のゆがみを矯正し、脳呼吸が十分に起こるよう誘導することができます。

この施術の効果については、横山全身管理センター所長の横山幸三医学博士（元・鹿児島大学大学院医歯学総合研究科助教授）の協力のもと検証が行われました。

ソフトブロック療法（脳脊髄液調整法の内の１つ）を行うと脳の血流が良くなり、ヘモグロビンの検査によって有効に酸素が利用されていたことが明らかになりました。ソフトブロックの使用によって脳の血流が約25％増加し、脳に運ばれた酸素の量を示すヘモグロビン値も35％上昇したことが実証されたのです。これは脳が活性化し、また同施術の協調的刺激によって人体の生命力・免疫力がアップしたことを意味します（図表2）。

また、脳の活性化を影像化した検査「ｆＭＲＩ」によってもソフトブロック療法の効果が立証されました（図表3）。さらに水分の流動テストにおいて全身の間質液、細胞内液、共に循環の促進が認められました。脳の活性化と体液の循環が促進されたということは、免疫力向上と自然治癒力の増進につながります。従来の実験ではこのような結果は得られておらず、脳脊髄液調整法の効果の素晴らしさを物語っています。


これらの施術によって脳呼吸が整えば、あらゆる不調のおおもとの原因といえる自律神経中枢の機能も高まります。

間脳に位置し、環境に順応して健康に生きるために全身の状態をコントロールしている自律神経中枢を活性化し、その機能を本来のレベルにまで回復させれば、生命力、免疫力が高まり病気が好転していきます。

また、自律神経中枢の機能が正常化すれば脳脊髄液などの体液もスムーズに循環するようになるので、そのことによっても免疫力が高まります。

図表 2　ソフトブロックが左右の前頭葉の組織全血液量に及ぼす影響

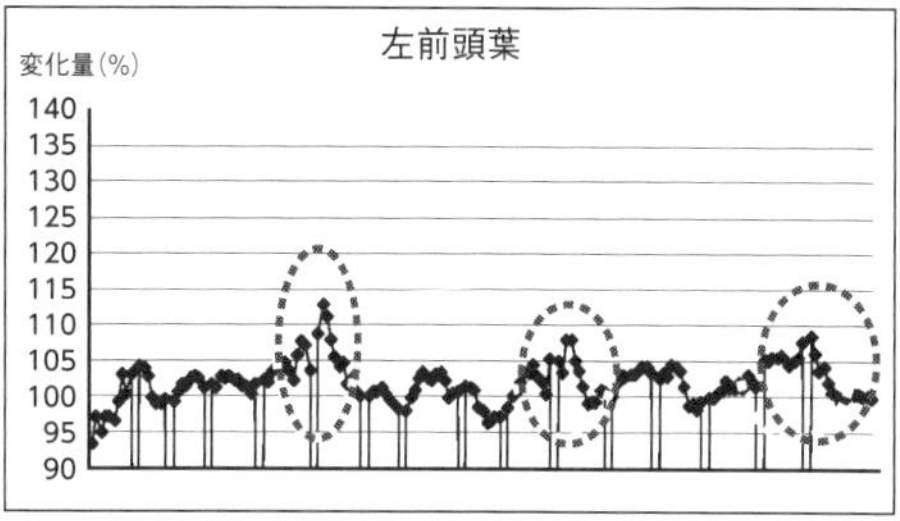

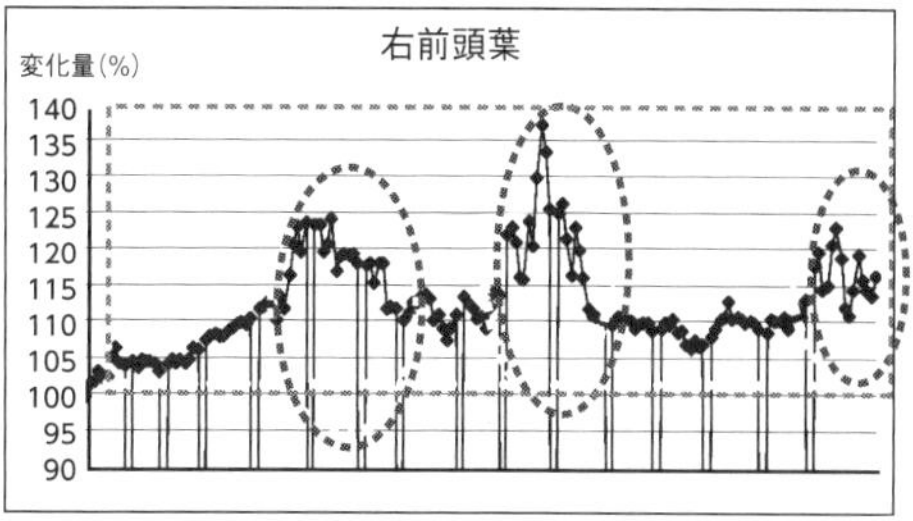

ソフトブロックは特に**組織脱酸素化血流量**を著明に増加させ、**約 35%も上昇**させた。この脱酸素化血流量は、脳に運ばれた酸素が有効に脳細胞に利用・代謝されると増加することが知られている。したがって、ソフトブロックは**脳組織代謝を活性化**することが示唆された。

(出典)
「レーザー組織酸素血液モニター(オメガモニター、BOM-L1 TRW, オメガウェーブ株式会社、日本)による組織酸素化ヘモグロビン量と組織脱酸素化ヘモグロビン量の検査」(パーフェクトクラニオロジー協会)を基に作成

図表3　fMRI検査による影像化

活性化していない状態

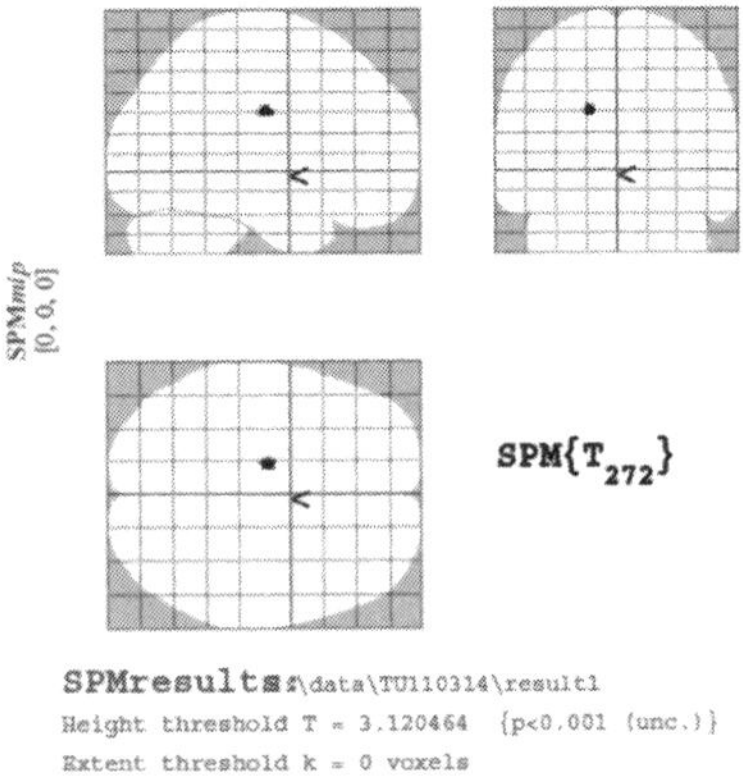

脳が広範囲にわたって活性化している状態

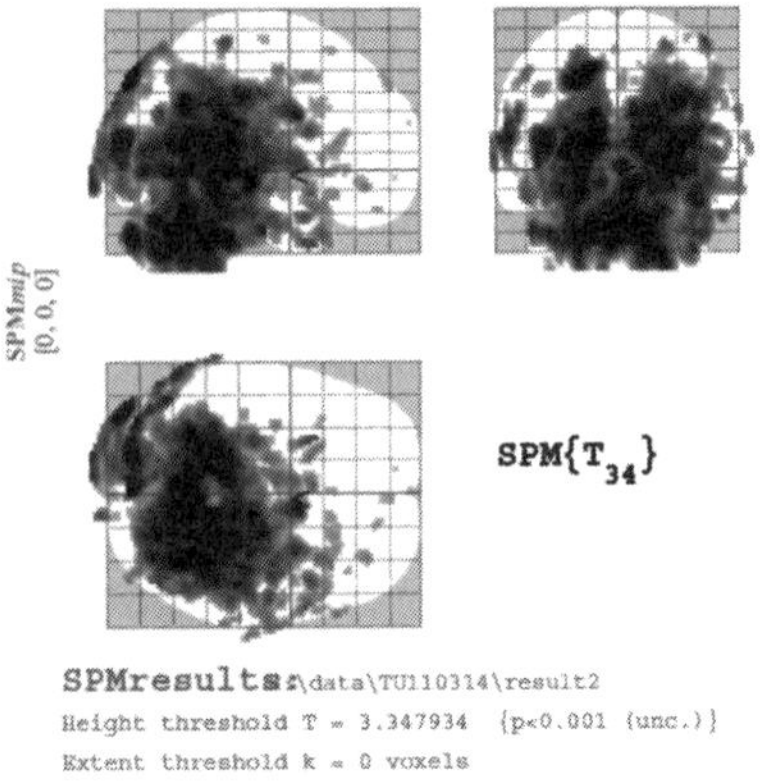

（画像提供）パーフェクトクラニオロジー協会

糖尿病予備群、あるいは境界型と呼ばれる現代医学では2型糖尿病になる前とされる段階においても、先天的なすい臓の弱さが背景にあり、その点ではすでに糖尿病と診断された人とすい臓の弱さが同じです。ただ、先天的にすい臓の弱さをもつ人の程度は軽いので、これらの体液循環を促す施術により、間質液が細胞へ栄養や酸素を十分に届けられる環境にすれば、細胞の糖の取り込みが良くなるため、これだけでも血糖値を改善へと導ける可能性は十分にあります。

老化・硬化をリセットする「ナチュラル再生法」

協調的刺激による施術は免疫力、生命力を上げるだけではなく、すでに老化してしまった器官や組織を再生する効果も導き出します。そんなCSFプラクティスの数々な手技のなかでも真骨頂といえるのがナチュラル再生法です。

このテクニックの源流は、かつて私が学んだSOT（仙骨後頭骨テクニック）の創始者メジャー・B・ディジョネット先生が行っていた無血手術にあります。先生の無血手術も非常にすばらしい効果を上げていましたが、明確な理論が確立していなかったため、先生だけが行える特殊能力のようにとらえられていました。

再現性が低かった無血手術の手法を私がさらに発展させ、理論化・体系化したのがナチュラル再生法です。一定の技術を習得すれば、私以外の施術家も行うことができます。

ナチュラル再生法は、体のもつ生命力（自然治癒力）を最大限に発揮させ、再生力によって弱った器官や組織を若返らせる施術です。糖尿病で老化・硬化が進んでいるすい臓に対してこの施術を行うと、すい臓の機能が良くなり血糖値が下がってきます。そして血管もしなやかさを取り戻し若返ることができるのです。

病気を改善していけるのは、本人の生命力、免疫力にほかなりません。すなわち自然治癒力です。糖尿病も例外ではなく、どんなに生活習慣を見直しても、先天的な発育不全があり、老化したすい臓を若返らせ機能を上げなければ、なかなか良くなるものではありません。それには、自然治癒力を高めていくことが重要なのです。

（ナチュラル再生法の手順）

この治療を行う前に、筋膜ポンプやソフトブロックで体液循環を改善しておきます。そして脳脊髄液を増産させる施術を行います。

脳脊髄液は、脳から流れ出たあと、脊髄を経由して全身の末梢神経に沿って流れていきますが、柔軟性がある器官や組織には十分に吸収されるものの、老化・硬化した器官や組織にはうまく吸収されません。この性質を利用して、治療すべき場所を見極めるのです。

というのも、吸収されない脳脊髄液は、神経を包み込んでいる神経外膜の中に滞留してしまい、中を通っている神経を圧迫します。すなわち、神経に圧迫ストレスが加わるということです。

これにより、その器官や組織はむくんで膨張するため、内臓や筋肉を包んでいる筋膜も膨らみ硬くなります。これが、その部分に組織の老化・硬化があることを示すサインになるのです。

糖尿病の場合、脳脊髄液を増産するとすい臓が反応します。つまり、すい臓の老化、硬化が進んでいるために脳脊髄液の吸収が悪くなり、神経内で目詰まり現象が生じ、一時的ですがさらに機能が低下するといったことが起こります。

目詰まりを起こした器官は浮腫を生じ膨張します。そのため器官を包んでいる袋もふくらみ硬くなりますし、器官を支えているコラーゲン線維も伸張され硬くなります。この硬さを利用して協調的反応刺激（防御反応が起こらないような緩やかな力）での押圧と、柔軟性を回復させるための動きを加えます。すると、治療対象の器官は瞬時に柔軟性を回復し、同時に膨張がなくなり縮小するのです。そして最終的には、老化・硬化していた器官や組織の本来の構造を取り戻し、機能を回復することができるのです。

かつてナチュラル再生法はここに紹介した一つの方法のみでしたが、今は筋膜ポンプ等の工夫により脳脊髄液の圧力をさらに高めることができるようになっています。治療法の進化によって、かつては器官の柔軟性を取り戻すことが主目的だったナチュラル再生法でしたが、今は細胞の新陳代謝の際に起こる遺伝子のコピーミスによる老化現象をも治せるようになりました。

糖尿病患者の場合、脳脊髄液の増産を行い左肋骨の下あたり（左季肋部）を押圧すると硬さを感じ、患者も違和感があるといいます。また両下肢を持ち上げようとしても広背筋の張りで下肢が上がりません。これらの反応は治療すると同時に消滅します。回数を重ねるとすい臓以外の器官が反応するようになりますが、それはすなわち、すい臓の若返りが進んだことを意味します。

一般的なマッサージや整体の施術では、緊張した筋肉を一時的にゆるめたり、一時的に血流を増やして症状を緩和したりすることはできても、老化や硬化してしまった筋肉や臓器の柔軟性を回復することはできません。

これに対してナチュラル再生法では、老化・硬化は時間とともに進む一方で、止められないと考えられていた器官や組織の柔軟性や機能を本来の状態に近づけることを目的とします。まさに「若返り」といえるもので、ほかの一般的な施術とは一線を画します。ナチュラル再生法は究極の若返り施術といえるのです。

糖尿病患者に対しては、まず仰向けの状態で左肋骨の下あたりを少し強い力で押圧します。すると、こわばりと痛みを感じる部分があるため、そこをターゲットにナチュラル再生法を行います。その後再度押圧テストを施すと、その部位は柔らかくなり痛みもなくなります。そこで、今行ったのはすい臓の若返りですと患者に告げ、糖尿病が先天的なすい臓の弱さから起こることなどを説明すると、皆非常にびっくりして、なんとか頑張ると言います。

私の治療院では糖尿病の人に、食事指導は行いません。なぜなら、根本の原因であるすい臓の機能不全を改善する、すなわち若返らせる治療ができるからです。糖尿病ではない人と同じような食事をしても血糖値の心配をする必要はありません。

私は患者に「人生は一度きりです。死んでしまっては食べられませんから今のうちにたくさん食べてください」などと冗談も言います。これはまず医療機関での糖尿病診療の場では考えられない光景であるはずです。

先天的な弱点を正す「頭蓋骨特効法」

さらにCSFプラクティスには、先天的な体質の悩みを根本から解決する施術もあります。それが「頭蓋骨特効法」です。

体のどこであれ、先天的に老化・硬化しているウイークポイントは、遺伝子の異常によって起こった頭蓋骨のゆがみによって生じています。母親の胎内にいるときから発育不全だったために、老化や硬化のスピードが速く、機能不全に陥っているのです。

そのような先天的な頭蓋骨のゆがみを正し、正常な状態に近づければ、それに関連した遺伝子の異常も正されて、正常な遺伝情報が発現され、その遺伝情報によって体の異常を正すこともできる、というのが頭蓋骨特攻法の考え方です。

このような治療技術は、世界広しといえどもCSFプラクティスしか有していません。筋膜ポンプやナチュラル再生法の基本でもある協調的刺激を、頭蓋骨のより正確な位置に、より的確な角度で適度な圧を加えることが必要とされます。この治療を正しく実施するには、プロの治療家でも極めて高度な技術を身につけていることが前提となります。

頭蓋骨特効法の効果は一瞬にして現れます。ゆがんで硬化している頭蓋骨の形を修復することが遺伝的にも良い作用を及ぼすということは、私が長年の治療経験から気づいたことです。

30年ほど前のことです。私は親子三代そろってひどいO脚の家族の治療を行っていました。当時2歳の子どももO脚でしたが、頭蓋骨治療によってO脚は消滅し、真っ直ぐな足になったのです。

その後、その子が大人になり再び来院しましたが、O脚は治っており真っ直ぐなままでした。そして驚くべきことには、その子がのちに結婚し、生まれた子どもの足もＯ脚ではなく真っ直ぐだったのです。

頭蓋骨治療が遺伝子に影響しないのであれば、患者の子や孫にもＯ脚などの遺伝形質が現れるはずですが、ほかの病気も含めて、治療していてそのようなケースには出合ったことがないのです。

こうした事実から、頭蓋骨特効法は遺伝子を良い方向に変化させるテクニックであると私は確信しているのです。

なお、私の治療院では次の流れで治療を行います。

まず問診で患者の症状を聞くとともに、入室時の姿勢や動作、顔つきなどから悪いところを推察します。次に内臓体壁反射を利用した筋力テストを行います。かつてはどこか一カ所に弱い反応が出るだけでしたが、２０００年頃からはすべての人がすべての筋肉で反応を示すようになりました。これは生命力が一定以上低下しているためで、現在も初診の患者は皆同じ反応を示します。そのほかには、両脚の挙上テストや頭蓋骨の大きさの検査などを治療前と治療後に行います。いわゆる治療前後の変化が分かるデモンストレーションです。

検査のあと、筋膜ポンプの治療を2～3回行ってから肺に関連する筋力のテストを行います。２０２０年の新型コロナウイルス感染症が流行し始めた頃には、初診に限らずすべての患者で肺に関連する筋力が弱くなりました。筋膜ポンプを行うと生命力の低下は改善され、その時点で最も弱っている内臓に関連する筋肉だけが反応するようになるのです。それが同年7月の半ばになると、この反応は出なくなってきました。これは新型コロナウイルスに対する集団免疫ができたことが理由だと思われます。その後は新規の患者でも、肺関連の筋力検査で弱くなる反応はほとんど見られません。

一般の患者への治療は内臓体壁反射の４つのテスト（頭蓋骨の凹凸、脊椎の変位、筋力テスト、疼痛部位）を行い来院時の状態を把握したあとは、筋膜ポンプやソフトブロックテクニックを行って間質液の流れを改善し、免疫力と生命力を向上させます。そして再度内臓体壁反射を利用した検査を行って老化した器官を特定し、治療に移ります。このパターンを繰り返して最後は免疫力を安定させる治療を行います。最初に実施したデモンストレーションを同様に行うと、患者は皆あまりの変化に驚きます。頭の大きさの変化に対する反応が特に顕著です。

また、脊椎の変位と可動制限もなくなります。背骨の歪みを治せば悪いところが治るとするカイロプラクティックの考え方は誤りで、内臓に悪いところがあるから背骨が歪むのです。

脳呼吸を整え生命力を高める、CSFプラクティスのホームケア

CSFプラクティスには、私たち治療の専門家が患者に対して行う本格的なテクニックが必要な施術のほかに、一般の人が自分で行えるホームケアもあります。

糖尿病の場合、まずプロの治療家による施術を受け、その効果を維持する目的でホームケアを実践してもらうのが最も効果的ですが、予備群と呼ばれる状態であればまずホームケアを試みることで、手ごたえが得られる場合もあると思います。ただ、ホームケアを実践しても改善が見られない場合や、自分でホームケアを行う意欲や気力が湧かないような

場合は、ＣＳＦプラクティスの専門家に相談するほうが良いです。

ＣＳＦプラクティスのホームケアは、いずれもシンプルで簡単な方法です。動きは単純に見えますが、効果を上げるためにはちょっとしたコツが必要です。それぞれの方法を正しく行えるようになるためには、なぜ効くのかを理解し、効果を得るためのポイントを意識しながら行って、習慣化していくことが大切です。

ホームケアの目的は本格的なＣＳＦプラクティスの施術とまったく同じで、頭蓋内の体液の循環を改善して脳への持続的な圧迫ストレスを取り除き生命力、免疫力を高めることです。脳の環境を良くすることによって、誰にも本来備わっている自ら治す力を取り戻すことです。

体を動かすからといって、運動効果を得るエクササイズとは根本的に違います。生命力・免疫力を高めるという目的を理解することが重要です。

ホームケアはいずれも脳呼吸をスムーズにし、生命力を上げることを目的としますが、なかでも基本となるのが①手上げ法と、②かかと上げ法です。これは私の治療院に来るすべての患者に、実践を勧めています。いずれも不十分な脳呼吸を活性化させるために行います。頭蓋骨に柔らかい力を加えて脳脊髄液の流れをスムーズにするもので、その結果として、頭は柔軟性を増して小さくなり、脳をはじめとする全身の器官、組織の働きが良くなります。

また、脳呼吸が改善すると自律神経中枢の機能が良くなり、脳圧の上昇によって覚醒中枢が刺激されて、熟睡しづらかった状態も改善され、睡眠がしっかりと取れるようになります。効果的に毎日の疲労を解消できるようになるので、結果として生命力がアップします。

そのほか、脳呼吸をさらに促す方法として、③波動法、④腰反らし法、⑤かかと下ろし法、⑥腸腰筋ストレッチ、⑦極性タッチがあります。これらは①、②が習慣化した人に、自分のやりやすい方法をこのなかから選んでやってもらうとより効果が高まります。重きをおくべきなのは①と②であり、次いで③の波動法です。

ホームケアを行う前に、頭の大きさを測ってみよう

ホームケアによって脳呼吸が整ったかどうかは、頭の大きさを測ることで判断できま

す。脳呼吸が一回でも成功すると、頭が小さくなるからです。

ホームケアを行う前に、耳のつけ根（上端部）から頭頂までの長さを測ってみてください。それがあなたの今の頭の大きさです。測るといっても、両手根を側頭部耳のつけ根上端につけ、指先を頭頂に向けるようにして、触った感覚を覚えておくのでかまいません。1日に何回か測定していると、頭の大きさが変化していることや、今の頭が大きいのか小さいのかなどが分かるようになります。

また、胸の脇やお腹などの皮膚をつまんでみることでも、脳呼吸がうまくできているかどうかが分かります。脳脊髄液の流れが滞り、脳の働きが低下していると、皮膚も機能低下によってハリがなくなるために皮膚がたるんで、つまみやすくなるのです。

ホームケアを行う前に自分の皮膚がどれくらいつまめるか、たるみの状態を確認しておき、ケア後と比較することを繰り返し行っていれば、変化が分かるようになってきます。

自分自身の生命力がどのくらい高いのかは、考えて分かるようなものではありません。頭の大きさや皮膚のたるみといった、触ったり見たりして確認できるような具体的な基準で、その都度チェックすることが大切です。

頭の大きさを測る

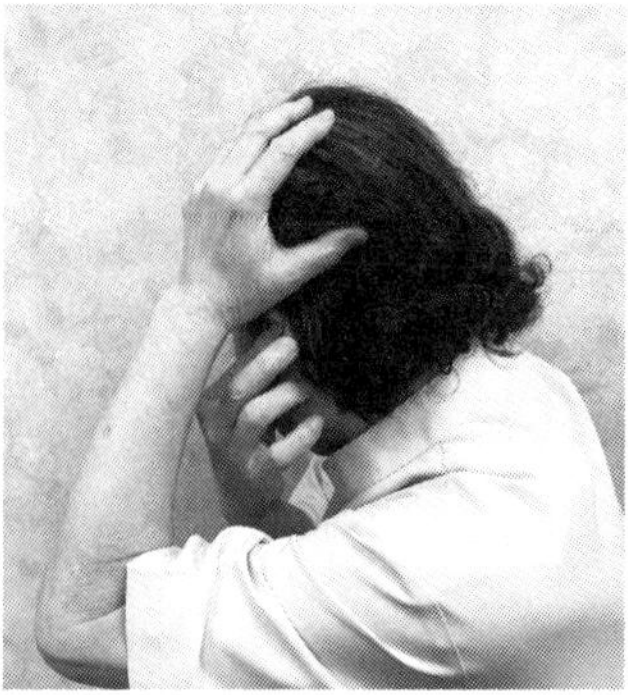

（手根の親指のつけ根側＝母指球の外寄り）と（側頭部耳のつけ根上端）を合わせる

※中指は頭頂に向くようにする
※母指（親指）が耳の後ろにいかないようにする
※指の関節が曲がらないようにする（手のひらと指が頭に密着してすきまのないように）

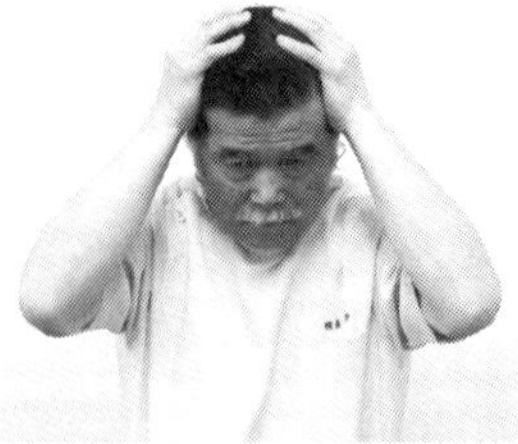

頭が大きい状態
（脳呼吸がうまく行われていない）

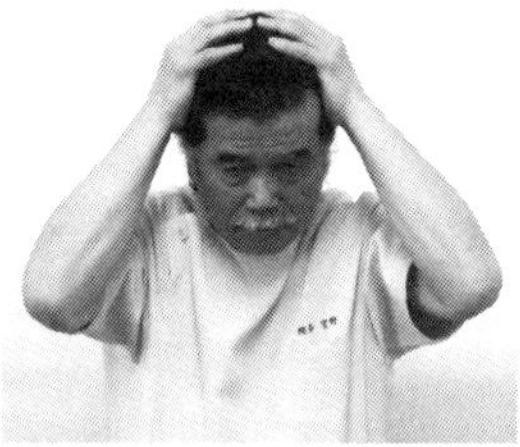

頭が小さい状態
（脳呼吸が正常に行われている）

なお、疲れや集中力の低下も脳呼吸がスムーズにできていないサインなので、これらを自覚したら休養を取るとともに、ホームケアの回数を増やしてみることも重要です。

①手上げ法

仰向けになって左手を上げるだけの動きです。仰向けに寝て、両手を伸ばしたまま体側につけます。

次に左腕を真っ直ぐに前から上方に上げていき左耳につけるようにします。その姿勢を15秒間維持します。15秒数えたら、上げていた左腕を戻します。これを5~10回程度、15秒間隔（上げて15秒、戻した状態で15秒）で繰り返します。

効果を上げるコツは、左腕を上げていくときに脇が空いてしまわないように、ひじを体側の線よりも内側に保つことです。ひじは曲がっていてもかまいません。

また、力みながら行うのはＮＧです。余計な力が入ると、体の防御反応が働いて効果が得られないからです。

手上げ法は、左右とも行う必要はなく、ほとんどの人は左腕だけでかまいません。交互に行うよりも、その人に合った片側だけで行うほうが効果は高いからです。左右、両側とも行うと効果は減少します。手上げ法は99％以上の人が左腕で効果が出ますが、左腕で行っても効果がない場合には、先天的な理由があるケースです。効果を感じない場合は右腕で行うようにします。

　手上げ法の目的は、皮膚の下の大きな筋膜の袋を引っ張ることによって、頭蓋骨の柔軟性を回復させることにあります。人の体は水の入った大小の風船が、入れ子のように集まった構造になっています。そして、私たちの皮膚の下には、最も大きな袋である深筋膜があります。筋膜は伸縮しないコラーゲン線維でできた膜で、体を動かすたびにこの袋がゆがんだり突っ張ったりしています。

　左腕を上げると、まず左の肩の前から胸の皮膚の下にある筋膜が上に引っ張られます。全身の筋膜はつながっているので、引っ張られた力はお腹、太ももの前、脛、足などの筋膜へ順に伝わっていき、さらに足底でUターンして、ふくらはぎ、太ももの裏、お尻、腰、背中、首などの筋膜を下へ引っ張ります。そして、最終的には頭蓋骨の後頭骨の左側を引っ張る作用を発揮するのです。

99％以上の人には、生まれつき左側の後頭骨に変形・萎縮と硬化があります。これは、親の遺伝子と母親の胎内にいる間に圧迫ストレスで発育不全を起こしているからです。胎児は下向きで、頭蓋骨の左が母親の骨盤側、右が腹側になっています。そのために、頭蓋骨に歪曲と硬化が起こります。硬い骨盤による圧迫ストレスを受ける頭蓋骨の左側は、右側に比べ相対的に内側が狭くなります。頭蓋骨全体としても左側の容積が小さく、右側が大きくなって生まれてくるのです。

頭全体としても、左側が内外とも小さくなっており、逆に右側は相反作用によって大きくなります。筋膜の牽引で左側の後頭骨を大きくする力が加わると、相反的に右側の頭が小さくなって脳脊髄液を排出します。これを繰り返すことで頭全体が小さくなり、頭蓋骨の柔軟性も回復するのです。この手上げ法は、正しく行えば瞬時に生命力をアップさせます。

なお、99％以上の人は後頭骨の左側にへこみがあると言いましたが、自然界には必ず例外があります。普通の人とは逆向きで成長するケースもあるので、まれに右側の頭蓋骨が小さい人もいます。そういう人は、右腕で手上げ法を行えば効果が出ます。

手上げ法

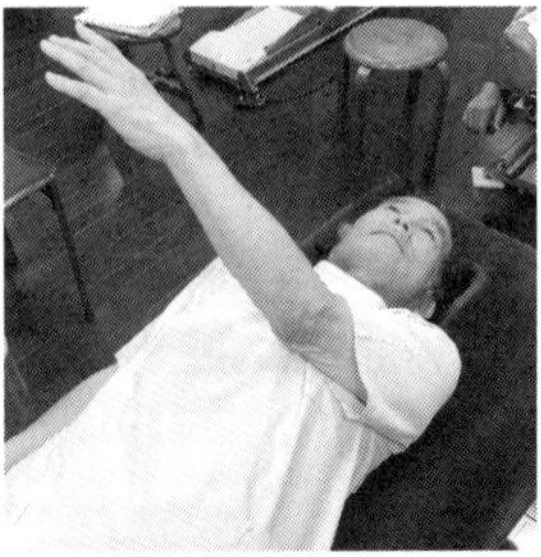

① 仰向けに寝て、両手を伸ばしたまま体側につける。手のひらを上に向け、ひじが脇腹に触れるようにする

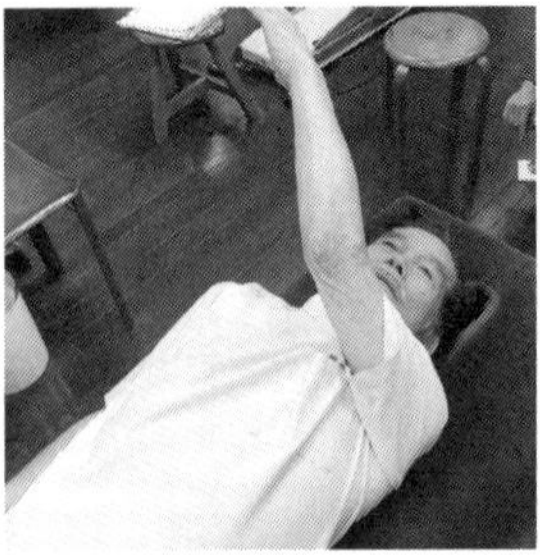

② 左腕を上げて 15 秒保持する

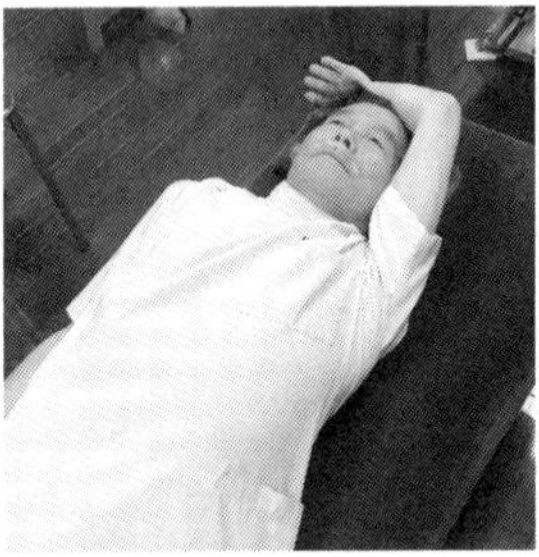

※脇が空かないようひじが体側の内側を通るようにする
※耳につくようにする
※ひじが頭のほうまでくれば曲げてもよい
※無理なく上がるところまででよい

誰にでもすぐできそうに思えるかもしれませんが、確実に効果を上げられるようになるのは決して簡単ではありません。

それは、筋膜全体の大きな袋を自然にコントロールしなければならないからです。手上げ法では、引っ張った力が正しく筋膜全体に伝わっていくことが必要です。そのためには、筋膜自体がリラックスしていて、引っ張られるままに引っ張られ、その力がほかに伝わるようにならなければ効果が望めないのです。

大切なのは肘が体の外側にはずれないことと、手の拳上によって体幹の筋膜が確実に上方に牽引されることです。なんとなく手を上げるだけでは効果は出ません。正確に行うことが大切です。

ＣＳＦプラクティスのホームケアで効果を得るには、防御反応を起こさせないことが重要です。そのためには、リラックスして落ちついて、必要のない筋肉を働かせないことがポイントとなります。これがプロのＣＳＦプラクティス施術家のいう協調的刺激なのです。

施術を受けた人の脳の意識に逆らわず、体（筋肉や筋膜）に防御反応を起こさせないように刺激を与えるテクニックが必要なのです。少ない動きと力で効果を出せる秘密がそこにあるため、ホームケアでも、この協調的刺激のコツをつかむことを意識しながら行います。

②かかと上げ法

右足のかかとを、わずかに上げるだけの動きです。

椅子に座って正面を向き、右のかかとを少しだけ上げます。ソファなど背もたれに寄りかかっても構いませんが、前かがみにならないようにします。

このとき、右のかかとを上げるのは、1㎜～1㎝とわずかです。それによりわずかに左に体重が移ります。しかし体重が反対側に余分に移ってしまうと、防御反応が現れてしまいます。体重移動を感じ、それを元に戻そうとする力が働いてしまうと効果がありません。

これがこのケアの非常に重要なポイントで、わずかに上げることによって効果が出るのです。かかとを上げる幅が小さいほど効果は大きいのです。

なお、手上げ法とは反対になりますが、かかと上げ法を行う足はほとんどの人が右足だけでかまいません。

座った状態で右足のかかとをわずかに上げるだけで、重心は左の坐骨に移ります。重力は上からかかっているものですが、それを支えてバランスを保っている体幹（背骨と骨盤）の立場から考えると、下から突き上げられるかっこうになります。

すると、背骨の頸椎1番（７つある頸椎のうちいちばん上）の左側から、頭蓋骨の左（後頭骨の下端にある「後頭顆」という部分）に、右に比べてわずかですが余計に力がかかります。右のかかとを少し上げたことによって、左の後頭骨が下から突き上げられ、そこに圧がかかります。

先ほどの手上げ法で左手だけ上げる動作を行ったときと同じ現象が起こります。後頭部の左側を膨らませると同時に後頭部の右側を小さくすることができます。これを繰り返すことで頭全体がより小さくなり、柔軟性も回復するのです。

つまり、先天的な後頭骨のゆがみを矯正することによって頭蓋骨の変形を改善し、頭蓋骨内の脳脊髄液循環を促すことで生命力を高める効果が得られるはずなのです。

ただし、先天的に後頭部の右側が狭くなっている人がまれにいますから、右のかかとを上げるホームケアを続けても効果が出ないようであれば、左のかかとを上げるようにします。これも手上げ法と同様で、左右交互に両方行うと、片側だけで行うのに比べて効果は

かかと上げ法

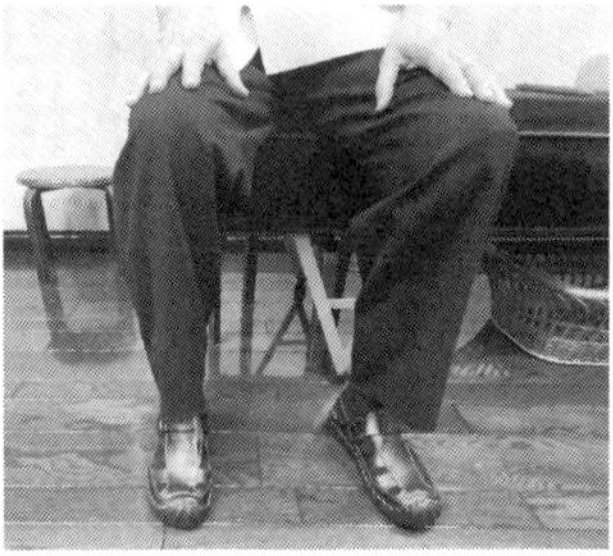

① 椅子に座って正面を向く

※ソファなど背もたれに寄りかかっても OK
※前かがみにならないように注意する

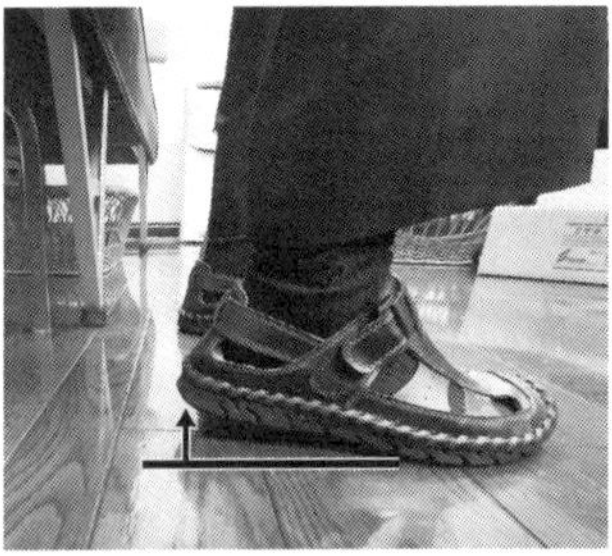

② 右足のかかとを1mm～1cm上げて15秒保持する

※つま先は床につけたまま

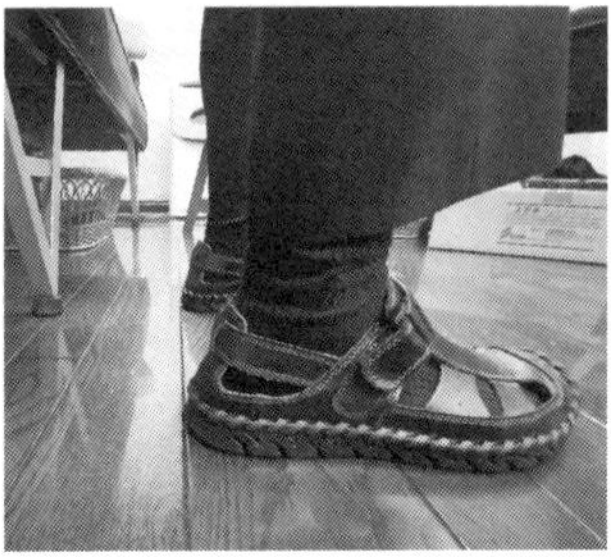

③ 右足のかかとを床まで下げて15秒保持する

④ ①～③（上げて15秒、戻して15秒）を5～10回繰り返す

小さくなります。①と②は免疫力、生命力を回復するための主流をなすテクニックです。

③波動法

波動法は、症状のあるところを水の入った風船を震わせるようなつもりで、同じ場所を、同じ強さ、同じリズムで柔らかく叩くホームケアです。手で叩くことで波動を与え、体液の詰まりを解消します。

波動とはいわゆる波のことで、水面を波が伝わっていくように周囲に伝播していく性質があります。

例えば、水の入った風船を叩くと水が震えて波打ちます。同じように体の中を流れる体液に波動を与えると細胞も震え、筋肉や内臓、脳みそや足先にまで波動が伝わっていくのです。

なにか気になる症状があるところは、脳脊髄液が詰まって神経を圧迫している場所だと考えられます。痛い場所、苦しい場所、治したい場所を手の力を抜いて叩いてみます。

体の表面に手を乗せて、その上から叩く「ダブルハンド」という方法は、叩く力が柔らかくなって良い効果が出ます。ここだなと思うところに片手のひらを当てたら、反対側の手を軽く握り、体に当てているほうの手の甲をリズミカルに軽く叩きます。1カ所につき7～10回叩くのですが、その際に強く叩いたりテンポが狂ったり位置がずれたりしても、防御反応が起きて効果が得られません。

タイミングが合ってくると、波打つように感じられてきます。叩いた場所で脳脊髄液の吸収が多く起きるので、その近辺に最も効果があります。上手に叩くと脳脊髄液の流れが良くなって脳が活性化します。どこを叩いたら良いか分からなくても、自分でここかなと思うところを1カ所叩くと効果が実感できます。

次の4カ所は、体液が滞ると頭が大きくなりやすい場所であり、その反対に、脳への圧迫ストレスを軽減するうえでも主役となる部位です。ほかの気になる部位を波動法で刺激した人も、最後に叩いて締めくくると効果的です。

①額の髪の生え際の真ん中（自律神経中枢を刺激します）

②耳（頭の収縮・拡大に大きな役割を担っている側頭骨への刺激になります）

③後ろ首のいちばん上（後頭部の髪の生え際は、脊柱の伸縮に重要なポイントです）

④みぞおち（肋骨の真ん中に位置する剣状突起の部分。ここは食道裂孔の上で、軽く叩くと横隔膜の緊張が取れます）

波動法は、脳呼吸法（手上げ法、またはかかと上げ法）のあとに行うと、特に大きな効果があります。したがって、脳呼吸法とセットで行うのがいちばん良いのですが、単独でいつ行ってもかまいません。

そして、どんな症状でも、①〜④の４カ所は必ず行います。

体液が滞ると、耳は頭痛、耳鳴り、ふらつき、首は後頭部痛、みぞおちは胸苦しさなどの症状につながる場合があります。しかし、そのような症状がなくとも①〜④の４カ所を叩くことで圧迫ストレスを軽減します。なかでも、①の額の髪の生え際の真ん中は自律神経中枢を活性化させるポイントであり、すべての症状に対して効果がある万能部位です。ここを叩くことによって自律神経の中枢から必要な部位に神経的刺激が発生し、大きな効果をもたらします。

どこを叩いたら良いのか分からないときや、あまり時間がないときなどは、ここだけを叩いても効果が期待できます。すべてのホームケアを行ったあとに違和感がある場合は、

波動法

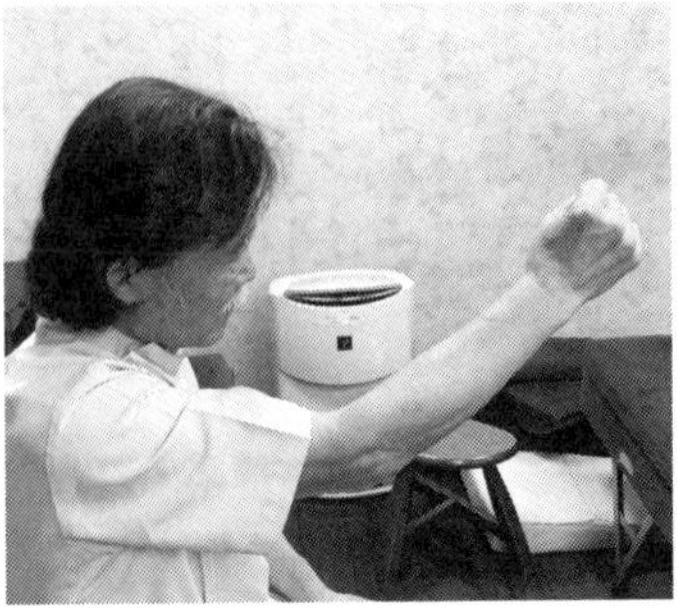

① 痛い場所、苦しい場所、治したい場所に手のひらを当てる

② もう一方の手を軽く握り、体に当てた手の甲をリズミカルに軽く叩く

※叩くリズムを一定にする
※角度を変えない

繰り返す

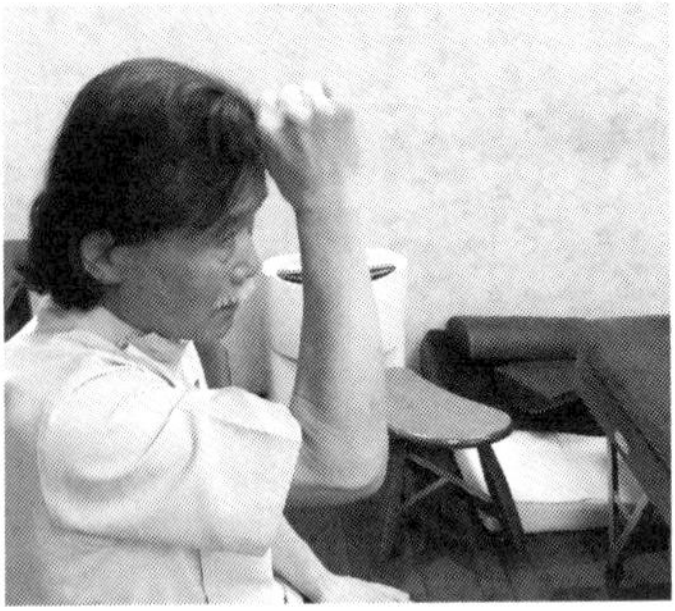

必ず叩くと良い場所

・額の髪の生え際
・耳
・後ろ首のいちばん上
・みぞおち

この額の中央上端（髪の生え際）を30回ほど叩きます。

ほかにも、痛みや違和感のあるところや、その症状に関係のありそうなところを叩きます。例えば二日酔いのときや、目が赤くなっていたり、鼻詰まりがしたり、気持ちが悪かったりするようなときは、肝臓の機能が低下していることが多いので、肝臓を叩くと改善効果が期待できます。

ただし効果の出方には個人差もあります。例えば過敏な体質の人は、タイミングなどによって手上げ法・かかと上げ法などの脳呼吸法を行った際に違和感が出ることもあります。そのようなときは無理に脳呼吸法を行わず、波動法を実施すると、違和感が出ることはあまりありません。

④腰反らし法

ベッドや床に仰向けになり、腰を少しだけ浮かせるようにして少し反らします。その際、背中とお尻はベッドから離さないようにして、その姿勢を20秒以上維持します。

この仰向けでの腰反らしには、背骨にごくわずかな力がかかることによって疲労などで

腰反らし法

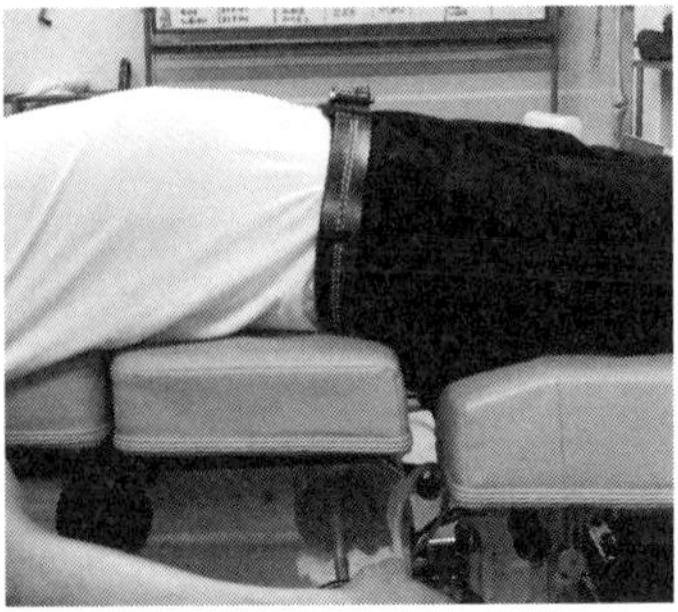

① ベッド（床）に仰向けになる

② ベッドから腰を軽く浮かせて少し反らし、その姿勢を20秒以上保つ

（NG例）

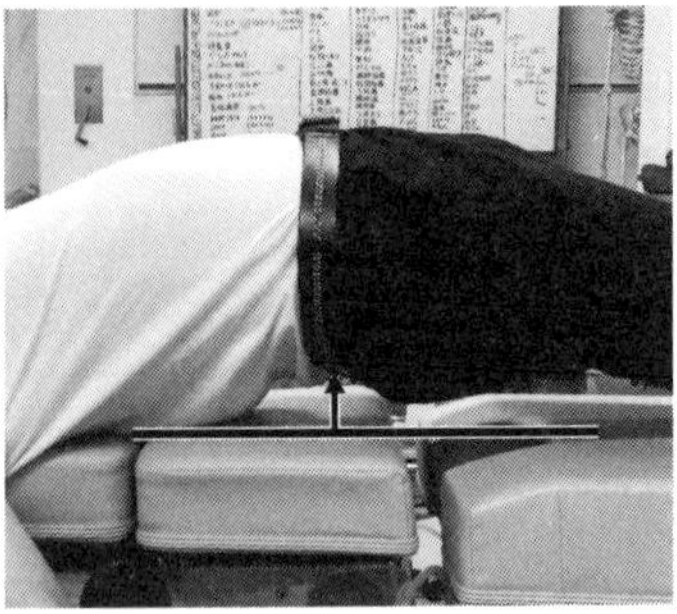

※背中とお尻はベッドから離さない

大きくなった頭を小さくする作用があります。

仰向けになって軽く腰を浮かせると、脊柱（背骨）のいちばん上にある第1頸椎の前方が、そのすぐ上に位置してつながっている後頭骨の後頭顆という部分を上方に持ち上げるよう働きます。それによって側頭骨（頭蓋骨の耳側）が内側に押され、左右の側頭骨同士の幅が狭まるので頭が小さくなるのです。

拡大していた頭が小さくなると、脳脊髄液が頭部から体へ排出されるため、脳圧が下がって脳にかかる圧迫ストレスが軽減します。すると脳呼吸が改善し、脳の血行や細胞内液、細胞外液の流れも良くなり、脳機能が向上するのです。このテクニックは、入眠しにくい人に効果があります。

⑤かかと下ろし法

このホームケアは、かかとの低いスリッパやサンダルを履いて行います。椅子の背やテーブルなどに無理なく手をかけられる距離で立ったら、履いているスリッパやサンダルから足を少し後ろにずらし、かかとを外に出します。土踏まずのあたりが履物の後ろ端に

かかと下ろし法

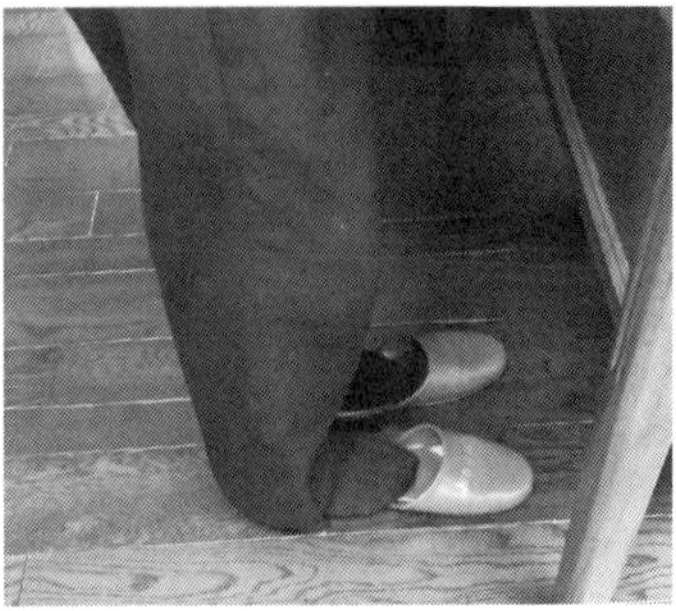

① テーブルなどの近くに立ち、スリッパからかかとを外に出す

※スリッパの後ろ端に土踏まずのあたりを乗せるように

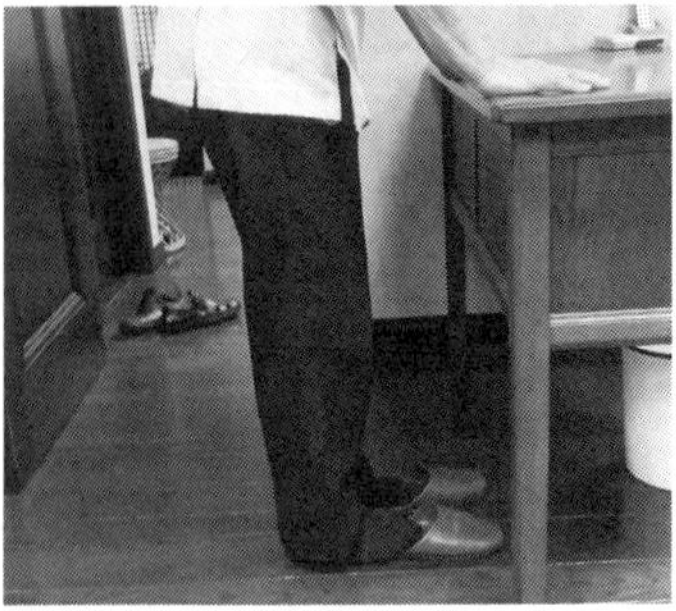

② テーブルに手を置いて真っ直ぐ立ち、その姿勢を 20 秒以上保つ

※バランスを崩して力が入ると効果がなくなる

乗るイメージです。

その状態で、椅子の背やテーブルなどに手を置きバランスを崩さないように真っ直ぐ立ちます。そして力を抜いて20秒以上その姿勢を保ちます。

簡単な動作ですが、かかとを下ろした姿勢を保っている間、深筋膜の背中側が下に引っ張られ、後頭骨も下方に引っ張られ続けます。そのため、先ほどの腰反らしと同じように、後頭顆を上方に押し上げる力が働き、側頭骨の幅が狭くなるのです。それにより頭が小さくなって脳脊髄液が排出され、脳圧が下がり、脳の血行が良くなって脳の機能が向上します。

⑥腸腰筋ストレッチ

ベッドに仰向けになり、片足だけ下に垂らすようにして行うストレッチです。左右とも行いますが、まずベッドの左寄りの端に仰向けになり、左足のひざから下をベッドの外側に垂らします。このときひざには力を入れず、かかとや足裏も床に強く踏ん張らないように気をつけます。重力に逆らわず、足の重みで下腹部が自然に気持ちよく伸びるように

腸腰筋ストレッチ

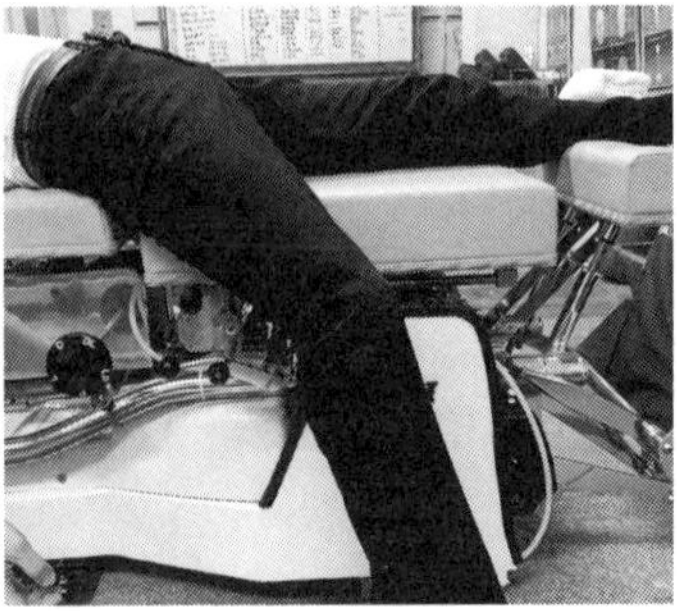

① ベッドの左右どちらかの端に仰向けになり、ベッドサイド側のひざから下をベッドから下ろす

※ひざに力を入れず、かかとや足裏も踏ん張らない

② 息を大きく吸って 5 秒止める

③ 息を大きく吐いて 10 秒止める

④ 反対側の足でも同じように行う

（NG 例）

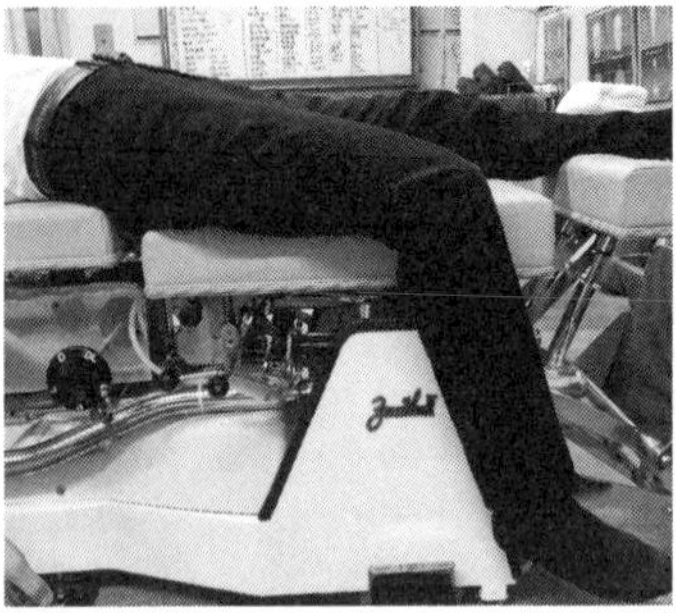

するのです。この姿勢ができたら、まず息を吸って5秒止め、次に息を吐いて10秒止めます。次にベッドの右寄りの端に仰向けになり、右足をベッドの外側に垂らして、右下腹部のストレッチを行います。

実は、多くの人は生まれつき腸腰筋の右側に若干の硬化があるので、右側のストレッチのほうがより大事です。

このストレッチは、腰部で背骨を支えているインナーマッスル（腸腰筋や腹横筋など）の緊張や硬化を改善することを目的とします。腸腰筋は屈筋の一つで、階段を上るときや脚を上げるときに使う筋肉です。そして疲れたときに起こる筋肉の緊張は、伸筋（体を伸ばす筋肉）よりもこの屈筋（体をかがめる筋肉）の緊張のほうが強くなります。

腸腰筋が緊張すると、腰椎（背骨の腰の部分）の前弯（ぜんわん）が減り、同時に頸椎（背骨の首の部分）の前弯も減ります。その影響が頭蓋骨に及ぶと脳呼吸がスムーズに行えなくなります。

そこでこのストレッチを行うと、腸腰筋の緊張がほぐれて柔軟性が回復し、脊柱のゆがみが正されて頭が小さくなります。脳呼吸に伴う脊柱の動きが改善され、脳脊髄液の排出や頭部への血行が良くなり、脳の機能を向上させる効果が得られるのです。このテクニックは腰痛症に効果があります。

⑦極性タッチ

脳をはじめとする、すべての細胞膜を刺激するテクニックです。

人の体はすべて脳（自律神経）がコントロールしています。そして脳が活性化するとインパルス（活動電位）が発生します。極性タッチは、そのインパルスを発生させる方法です。

まず足を開きます。立って行っても、座って行っても、仰向けに寝て行ってもかまいません。体と体の一部が触れていないことが大切です。

右手の手のひらを一瞬太ももに接触させ、次に左の手のひらを一瞬太ももに接触させます。これを交互に10～30回くらい繰り返します。

体は微弱な電位を帯びているので、左右の手がもつ微弱な電位差を利用することによって脳や自律神経が活性化し、細胞を活性化させることができるのです。

その結果、全身のむくみが改善し脳脊髄液の吸収が促進され、膨らんだ頭が小さくな

極性タッチ

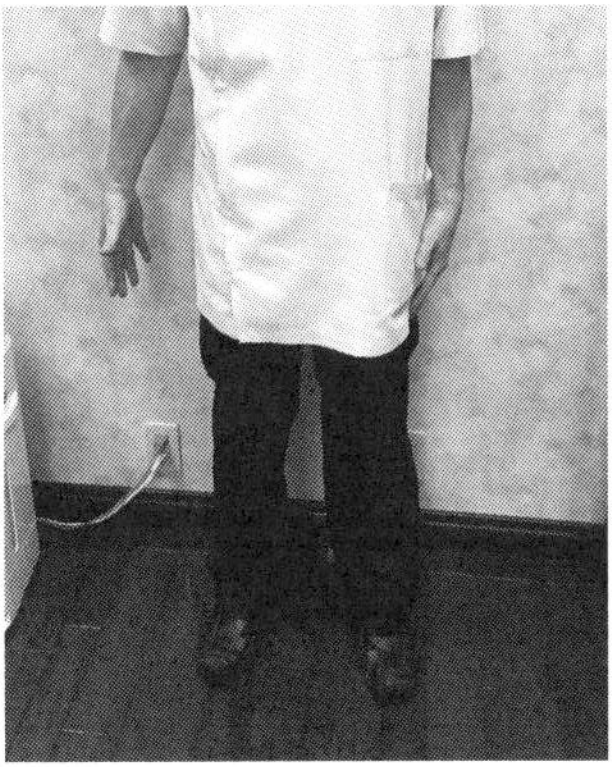

① 足を開く

※立っていても、座っていても、仰向けに寝た状態でも良い
※体と体の一部が触れていないことが大切

② 右の手のひらを一瞬、太ももに接触させる

繰り返す

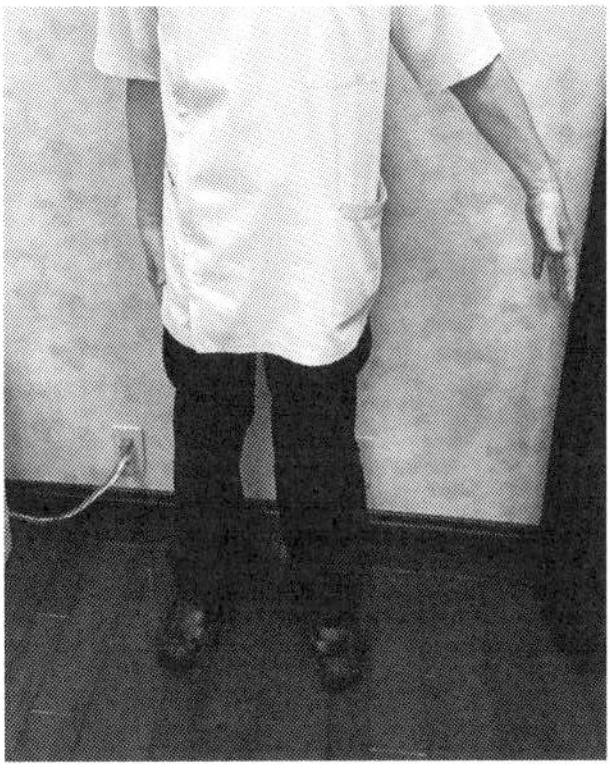

③ 左の手のひらを一瞬、太ももに接触させる

④ ②と③を交互に 10 ～ 30 回繰り返す

り、脳の圧迫ストレスが減少して生命力がアップします。

左右どちらの電位がプラスで、どちらがマイナスかは関係ありません。片一方だけでは二つの極性にならないので、右手と左手で交互に行います。また、左右同時に触れるとショートしてしまうので、あくまで交互に行う必要があります。作用している手以外で、体と体のどこか1カ所でも触れると効果がなくなるので注意してください。

極性タッチの特徴は、細胞膜を活性化して細胞内外の水分の流れを改善することで急性のＨＶＶ―6による炎症の回復効果があることです。また、同じ症状を繰り返さないという効果もあります。

左右の手のひらの電位差（プラス・マイナス）が脳をはじめとする、すべての細胞を活性化させます。脳脊髄液の流れが改善されて膨らんだ頭が小さくなり、皮膚のたるみがなくなり骨格も真っ直ぐになります。朝目覚めたとき、または朝ごはんの前、トイレに入ったあとなど、タイミングを決めて行うようにすると忘れずにすみ習慣化しやすくなります。なお、就寝前に行うと頭が小さくなり、脳への圧迫ストレスが取れてよく眠れるようになります。

眠るだけで生命力がアップする「脳呼吸枕」

生命力の回復には、やはり睡眠がいちばん効果的です。ただし、長い時間眠れば良い睡眠になるとは限らず、熟睡できることが重要です。浅い眠りでは疲労解消にならず、脳の疲れも取れないからです。

しかし残念ながら現代人の多くは、この熟睡ができていません。精神的ストレスがたまって眠れないという話はよく聞きますが、精神的ストレスには実体がありません。精神的ストレスがたまっていると訴えるすべての人は、脳呼吸が不十分なために脳圧が上昇し、その圧迫ストレスによって脳の血行障害が起こっているのです。脳の血行が悪いと、大脳の精神活動を担う部位に栄養と酸素が十分に行き届かず、老廃物がたまってうまく機能しなくなってしまいますが、その不快な状態を精神的ストレスと間違ってとらえているのです。

熟睡できない最大の原因も、脳脊髄液が頭から体へとうまく流れていかないために脳圧の上昇が起こり、脳への圧迫ストレスが加わることによります。そのような場合、脳呼吸法や波動法などを継続して行い、自力で脳の圧迫ストレスを解消できれば良いのですが、なかなか継続して行えない人も少なくありません。

ＣＳＦプラクティスのホームケアは、とても簡単な方法であり、かつ強い侵襲的刺激を実感しないために、人によってはやった気がしないと感じるのかもしれません。

そのためについおざなりになるとか、忘れてしまって習慣化できないといった人もいると思います。こうしたことから、脳呼吸法などのホームケア以上の効果が得られるツールとして開発したのが「脳呼吸枕」です。

脳呼吸枕は、一般の枕と同じように頭を乗せて眠る寝具なので、毎晩使用すれば、確実に全身の体液循環を良くして生命力を高めてくれます。医療器具ではありませんが、ソフトブロックテクニックという手法を応用しており、体に防御反応を起こさせない協調的刺激を加えることによって、脳をはじめとする全身の細胞を活性化させることができます。

同時に、生体力学をふまえた形状と柔らかさで、脳呼吸による脳脊髄液の循環を改善し、脳圧を下げる作用があります。この枕を使って眠ることで自然と脳圧が下がれば、脳の血流が改善して十分な栄養と酸素が供給されるようになります。

さらに、睡眠中枢が刺激されて熟睡できるようになるため、極めて効果的に疲労が回復し、生命力がアップしていくのです。

現在の日本では、いわゆるストレートネックが問題となっています。その原因はスマートフォンやパソコンの長時間利用による姿勢のゆがみといわれることが多いのですが、実はここにも脳呼吸が関わっています。ストレートネックの人は、本来アルファベットのＳ字状に弯曲しているはずの脊柱が真っ直ぐに伸び、頸椎と腰椎の前弯の減少、胸椎後弯の減少が生じてＣ字状に変形しているのです。つまり、ネック＝頸部だけの問題ではなく、「ストレートスパイン（弯曲を失った脊柱）」と呼ばれる背骨全体の問題なのです。

また、ＨＨＶ－６の慢性的な増殖によって脳呼吸が停滞し頭が大きくなります。脳呼吸が十分にできず、そのままの状態になってしまった結果がストレートネックです。つまり、ストレートネックの原因は頭が拡大したことなのです。

しかし、脳呼吸枕を継続的に使用すれば、慢性的に大きく硬くなっていた頭が小さく柔らかくなり、同時に脊柱の生理的弯曲（緩やかなＳ字状）も回復してストレートネックの問題も解決します。

［第5章］

脳呼吸を整えれば全身がよみがえる

質の良い睡眠こそが、万病の薬

糖尿病に限らず、あらゆる疾患や不調の根本には老化と体質の問題があります。そしてもう一つの原因は疲労です。その疲労を自分で回復させる方法が睡眠なのですが、うまく眠れないことで蓄積疲労になってしまいます。これがいわゆる「ストレスが溜まっている」状態です。

一般的に「ストレスが溜まっている」というと精神的なストレスが溜まっていることを指しますが、これは二つのことが重なった、間違った言い方です。一つはストレスではなくてフラストレーション（欲求不満）のことであり、もう一つの精神的ストレスというものは物理的に存在しません。精神的ストレスとは脳に疲労物質（ゴミ）が溜まって代謝が悪くなり、うまく機能しない状態のことです。この二つを合わせて「精神的ストレスが溜まっている」と言っているわけです。言い方を変えて「蓄積疲労があります」というほうが正しいと思われます。

現代医療では、疲労の原因もメカニズムも明確には説明されていません。分からないのです。私は疲労とは水分および栄養の代謝が悪く、体液および細胞内に老廃物や炭酸ガスが蓄積して細胞の機能が十分でない状態、そして疲労の原因は基礎代謝がうまくいっていない状態であると推測しています。

人の一日の代謝量（エネルギー消費量）の70％は基礎代謝、つまり血圧や体温を正常に保つために日常生活を営むだけで使うエネルギーであり、残りの30％は仕事や運動、食事などの日常生活でエネルギーを消費しているのです。一日中寝ていたとしても疲労することになるので、言ってしまえば生きているだけで疲労するのです。

ではなぜ疲労が蓄積するのかというと、この20年以上にわたるＨＨＶ―6の体内増殖のせいで体内に弱い炎症と硬化が継続的に発生しているからです。そのため間質液の流れが滞り器官内圧が上昇した結果、脳でつくられた脳脊髄液の末端での吸収が悪くなり、頭の中に貯留することで脳を圧迫します。この脳への持続的な圧迫ストレスによって睡眠の質が悪くなり、疲労が十分に回復せずに蓄積疲労となるのです。

蓄積疲労の原因がＨＨＶ―6であれば、免疫力を上げなければなりません。しかし、免疫力を上げる薬も物理療法もありません。脳呼吸を正常化する以外に方法がないのです。

まず、目が覚めたら手上げ法、デスクワーク中にはかかと上げ法、寝るときには脳呼吸枕を使用して脳呼吸を改善します。それだけでは老化による脳呼吸不全までは改善できませんが、やってみることによる効果は大きいです。老化による問題はＣＳＦプラクティスの治療を受けてみるとよいと思います。

脳呼吸が改善すれば全身の代謝が改善され、脳圧の上昇を防ぎ、質の良い睡眠がとれるようになります。一日の疲労はその日にぐっすりと深く眠ることでとるのがよいです。質の良い睡眠こそが万病の薬なのです。

就寝時は室温に気を配ることも大切です。たとえ頭が小さい状態でも室温が24度以上になると睡眠の質は落ちてしまうため、室温を20度前後に保つようにするべきです。ただし、いくら室温に気を使っても眠る際に薄手の寝間着や布団を用いることは好ましくありません。そのような保温性の悪い状態では良い睡眠にならないどころか、風邪を引くことにつながりかねません。20度前後の室内で布団の中が自分の体温によって適度に温められており、その状態が目覚めるまで続いていることが、良い睡眠を取るために最適の条件です。

昨今は節電のためと真夏でも27～28度くらいで調節をと呼びかけられていますが、これでは脳に負担をかけ休息になりません。質の良い睡眠が得られず、結果的に自律神経中枢の働きが低下し疲れがたまって、かえって不調を引き起こしてしまうことになりかねません。

疲れをためるライフスタイルは今すぐ見直しを

日本人は世界のなかでも睡眠時間が短いといわれています。２０２０年に、ヘルスケア事業を手掛けるフランスの企業が日本を含めた世界14カ国の睡眠データを集計したところ、日本の平均睡眠時間は6時間22分19秒で、調査対象国平均の7時間8分45秒を大きく下回り最下位であることが分かりました。

日本人は世界的に見ても睡眠時間が短く、その結果、疲れを解消することができずためる一方になっている人が多いと考えられます。

これが一般的な考え方です。

では、長時間の睡眠が良いのかというとそうではありません。頭が拡張し、脳呼吸不全の状態でたとえ10時間眠ったとしても疲労は十分には回復しません。朝目が覚めたら頭が痛いとか、朝から疲れているといった感じになります。

脳呼吸の状態が良く、体液の循環が良く、脳圧の上昇がなければ6時間程度の睡眠で十分であり、気持ちよく朝を迎えられると思います。

現代の日本人のライフスタイルは決して良いパターンとは思えません。理由の一つとして日本経済の低迷が続き、長時間労働のわりに低賃金で給料が上がることも望めない状態が続いていることが挙げられます。そのため将来に夢をもてず、なんとなく生活を続けているだけで結婚や子づくりの計画も立てられないといった人が多いのが現実です。もう一つはテレビの報道や雑誌、そして病院での説明で健康や病気に関する情報が間違って伝えられていることです。

ライフスタイルを改善するには十分に働く「脳」が必要です。脳と言っても大脳の精神活動だけでなく、生きていくための自律神経中枢の働きが大切です。しかしながら、最近20年以上にわたって脳も体もＨＨＶ―6の影響で働きが悪くなっています。

人それぞれに生きがいも違えば生活も違いますが、脳呼吸を正常化し、眠りから覚めたときに活力がみなぎる状態であれば、脳も体も十分に働くようになって考えることも変わってきます。まずはこの本を何回も読み、健康に対する正しい考え方を身につければ自ずとライフスタイルは改善していくことができると思います。

「運動をすれば健康になる」は間違いです。運動はストレスの代表であり、疲労が溜まれば体内のＨＨＶ－６は増加します。「マッサージや入浴、運動をすれば血液の流れが良くなる」のも一時的なもので、すべてはストレスであり、生命力は低下して結果的には血液の流れは悪くなります。ただ、ある程度体力がある人の場合には、それを克服しようと運動によって体が働くことで体が動かしやすくなることもあると思います。しかし、体力のない人は著しく体調が悪くなることもありますので注意が必要です。

また、マッサージや入浴、運動は眠りやすい疲労を生じさせます。逆にデスクワークや長時間のスマートフォンの操作で同じ姿勢を続けることは、眠りにくくなる運動の代表と言えます。入眠しやすくするという意味では、入浴や軽い運動で疲労をつくるのは良いことです。あとはそのときのその人の体力次第なので、疲れ過ぎているときには脳呼吸法をやってから眠るのがいちばんよいと思います。

ここで、疲労と疲労感の違いについて説明しておきます。ＨＨＶ―６の影響で全身的に代謝が悪くて蓄積疲労が多いほど、疲れているとか辛いとかいう症状は出ません。しかし、そのような状態であっても腎臓機能が他の内臓に比べてより悪い場合にはとても強い疲労感があります。

また、体全体は非常に調子が良くて疲れていない状態であっても、腎臓の弱い人は疲労感を覚えます。どこも悪いところはないと感じている人は体全体が弱っている証拠です。入浴やマッサージ、適度な運動をした後に脳呼吸法（手上げ法、かかと上げ法）を行えばよりよく眠りにつくことができます。また、入浴のあとは腎臓に負担がかかっていますので、腎臓（肩甲骨の下の辺り）を保冷剤で1分程度冷やすと体壁内蔵反射で腎臓の働きが良くなり、入浴による副作用を消すことができます。ただ、長時間冷やさないようにしてください。

ライフスタイルのなかで習慣的に脳呼吸を促すことを取り入れれば、質の良い睡眠がとれるようになり、体は楽になって考え方も変わり、将来の夢がもてるようになります。

今の日本の状態は、1億国民皆蓄積疲労といってよく、しかも蓄積疲労は増加し続けて老化の進行が早まってしまいます。脳呼吸を改善することによって健康になれば、一歩前に抜け出すことができるチャンスです。

ＣＳＦプラクティスのホームケアを毎日の習慣にすることで今の頭の大きさがどの程度かが自分でも分かるようになりますし、続けるほどに脳呼吸が整い体調が良くなっていくのを実感できると思います。

生まれつきの弱点は、誰にでもある

あらゆる病気はこうした疲れを背景に、体のなかでも先天的に発育不全がある箇所が老化することで病気になります。糖尿病も、生まれつきすい臓にどれくらいの発育不全があるかということと、老化の進み具合で糖尿病の重度が決まります。

ただ、すい臓であれほかの臓器、組織であれ、生まれつきの弱点は誰でももっています。そしてその重度は人それぞれ異なります。何カ所弱いところがあるかも異なります。

というのも、すべての人は母親のお腹の中にいるときから親の遺伝子と胎内にいるときの遺伝子の突然変異によって頭蓋骨や骨格、すべての細胞がゆがみと硬化をもって生まれてきます。誰にもなにかしら、機能を十分に発揮できない器官や組織があるのです。そしてそこがほかの人よりも早く老化し、硬化して病気になりやすくなるのです。完全無欠な健康体の人などいないということです。

だからこそ、糖尿病に限らずどんな病気であっても根本的に治したいと思うなら、体のどこに先天的な弱点があるのかを見極める必要があるのです。私が病気の先天的原因を重視しているのはそのためです。

ところが現代医学は、人それぞれ体に生まれつきの個性や弱点があることに目を向けようとしません。そして、病気になったのは生活習慣が悪いなどと決めつけるのです。糖尿病に対しても、糖の摂り過ぎが悪い、運動不足が悪いなどと、日頃の行いに問題があるかのようにいわれますが、生まれつきすい臓が弱い人にとっては非常な酷なことです。もちろん過度な不摂生は良くありませんが、その人の生き方に問題があるからといって病気にはなりません。

しかも、ここまで説明したとおり糖尿病の病気のとらえ方自体が誤ったものであり、栄養過多どころか全身の細胞の栄養失調であることや、運動もかえって疲労を蓄積させる要因になることは一般的に知られていません。糖尿病の正体が正しく理解されていないのです。

脳呼吸を整えて真の健康を手に入れ、夢のある人生を

経済は後退し、人口も右肩下がり……今、日本社会は成長が難しい時代を迎えています。個人にとっては、閉塞感が強く夢をもちにくい時代ともいえるでしょう。

その一方で寿命は伸び続け、人生１００年時代という言葉が単なるスローガンではなく、現実になってきています。

しかし、それほど長い人生を夢をもてずに生きていくのは非常につらいものです。生きやすい社会にしていくためには、一人ひとりがもてる能力を活かしていくことが望まれます。また、個人においても人生に夢をもち、それをかなえて充実した一生をまっとうするには、やはり自分の力を信じて、それを発揮し続けることが求められます。

ただし、その前提として「健康」でなければなりません。その人にどれだけお金や社会的地位、そして夢に向かうパッションがあったとしても、健康に不安があるとそれだけで大きなハンデを背負ってしまいます。

裏を返せば、体が健康であれば身一つであっても可能性は無限大です。どんなことにもチャレンジできるのです。

本書では糖尿病をメインテーマに、病気を治癒、改善へ導く方法としての脳呼吸およびCFSプラクティスの紹介という体裁をとりましたが、当然のことながら病気が癒えた先には体力の回復があり、さらにはその人の能力アップが続きます。

病気に負けず健康に過ごすためには、自ら治す力を育て、たくわえていくことが必要です。そのためにも先天的な弱点を知ること、そして脳呼吸を整えることの大切さを理解していただきたいのです。脳呼吸という体のしくみを理解し、余計な疲れをためないようにし、生命力や免疫力の高め方を知ることが必ず役に立ちます。

そして対症療法ではない、病気の原因に働きかけるCSFプラクティスのケアを活用することで、すでに老化が起こって病気にかかりやすい、あるいはすでにかかっている器官や組織を若返らせることが可能です。その先には真の健康、そして夢多き未来が待っています。

おわりに

日本が世界有数の超高齢社会と呼ばれるようになって久しくなりました。総務省が2022年に公表した統計によれば、65歳以上の高齢者人口は3627万人で過去最多となり、総人口に占める割合も29・1％と、3割に迫る勢いとなっています。

それに伴い慢性疾患や、がん、認知症をはじめとする老化病にかかる人もますます増えることが危惧されます。病気は器官や組織の老化・硬化により起こってくるからです。

「元気で長生き」は誰もが願うこと。しかし実際は、男女とも平均寿命に対して、介護を必要とせず自律した生活が送れる期間を指す健康寿命は、10年前後短くなっています。人生100年ともいわれる時代に、より健やかで充実した人生をまっとうするには、ほかでもない「老化に負けない体作り」が重要になってきます。

もちろん、老いは必ずやってくるもので、時間そのものを巻き戻したりすることなどできません。しかし、生まれつき弱い器官や組織が分かっていれば、そこが加齢により特に老化・硬化が進み病気になりやすいので、体液循環を良くして細胞を活性化させ、生命力を高め、老化した脳や内臓を若返らせることで、元気で長生きできるようになります。

　その方法こそが、ＣＳＦプラクティスなのです。


　本書のテーマである糖尿病も、悪い生活習慣によって引き起こされるのではなく、先天的にすい臓が弱いことが原因であり、それには遺伝による頭蓋骨のゆがみと硬化が影響しています。そうした原因を突き止め治療することができるのも、ＣＳＦプラクティスのみです。

　一般の医療や整体、カイロプラクティックは生命力を高めて老化・硬化した器官や組織を再生させることはありませんが、ＣＳＦプラクティスはそれに成功した唯一の治療法であり、考え方も方法も根本的に別のものです。

　ＣＳＦプラクティス（脳脊髄液調整法）の基本的な技術である「筋膜ポンプ」は私が独自に築き上げた技術です。それにＳＯＴで学んだ頭蓋骨のテクニックと内臓の無血手術をヒントに、理論を体系化し技術を進化・融合させてできあがったものがＣＳＦプラクティスです。

私が治療家になってから約60年が経ちます。52年前からカイロプラクティックのセミナーを開催し始めましたが、当初はいつも疑問をもちながらの状態が続いていました。そのため1979年にアメリカで頭蓋骨テクニックを学び帰国してからも、普及活動を展開しながらさらに研究を重ね、以降35年以上セミナーを通じてCSFプラクティスの理念や技術を少しずつ広めてきました。そして2005年にSOT研究部長を務めていた団体を辞め、4人で勉強会を開設しました。1年後には会員が100人を超えたので、本格的な普及を目的とした協会を新たに設立し、会員数は現在800人以上にものぼります。そして、これまでの約50年間に2000人近い治療家を指導してきました。

一般にはまだ知名度が高くありませんが、CSFプラクティスは現代医療では対症療法に終始し手詰まりになってしまう慢性疾患や難病をはじめ、さまざまな不調による苦しみから人々を解放し得る唯一の原因療法として、医療界からも一層の注目を浴びる存在になると確信しています。CSFプラクティスを日本のみならず、全世界に広めていきたい、それが私の切なる願いです。

最後までお読みくださり、ありがとうございました。

宮野博隆（みやの ひろたか）

1945年、東京生まれ。小学校時代に柔道を始め、高校卒業後、道場に併設された接骨院を住み込みで手伝いながら柔道整復術を学び、柔道整復師の資格を取得。多くの治療家を輩出した上野池之端の金井整形外科に勤務、幅広い医学知識を習得し、1971年、大田区蒲田で独立開業した。多くのカイロプラクティックの技術を施術に取り入れる傍ら、東京衛生学園を卒業し、按摩マッサージ指圧師、鍼師、灸師の資格を取得。1979年に渡米、M・B・ディジョネットに師事してSOT（仙骨後頭骨療法）を学び、1990年、同療法の認定資格取得。アジア太平洋カイロプラクティック協会（PAAC）でSOT研究委員長を務めた。2000年の国際仙骨後頭骨学会研究者大賞、2002年のSOT優秀インストラクター賞は、いずれも日本人唯一の受賞。SOTの原理をもとに発展・体系化したCSFプラクティスを創始し、原因療法の立場から難治疾患患者の治療・体質改善に取り組み続けている。2005年、CSFプラクティス・セミナー開催。2006年、パーフェクトクラニオロジー協会設立。

本書についての
ご意見・ご感想はコチラ

「脳呼吸」が整えば糖尿病は克服できる

二〇二二年一二月一六日 第一刷発行

著 者 宮野博隆
発行人 久保田貴幸
発行元 株式会社 幻冬舎メディアコンサルティング
〒一五一-〇〇五一 東京都渋谷区千駄ヶ谷四-九-七
電話 〇三-五四一一-六四四〇（編集）
発売元 株式会社 幻冬舎
〒一五一-〇〇五一 東京都渋谷区千駄ヶ谷四-九-七
電話 〇三-五四一一-六二二二（営業）
印刷・製本 中央精版印刷株式会社
装 丁 弓田和則

検印廃止

Printed in Japan ISBN 978-4-344-94134-2 C0047
幻冬舎メディアコンサルティングHP https://www.gentosha-mc.com/